藏書

珍藏版

中醫四大名著

于立文 主编

柒

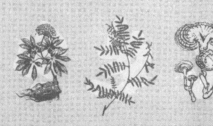

辽海出版社

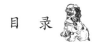

目　录

温病条辨

自　序 …………………………………………………………（2）

原　序 …………………………………………………………（6）

卷首·原病篇 …………………………………………………（13）

卷一·上焦篇

风温　温热　温疫　温毒　冬温 ……………………………（45）

暑　温 …………………………………………………………（93）

伏　暑 …………………………………………………………（110）

湿　温 …………………………………………………………（119）

温　疟 …………………………………………………………（128）

秋　燥 …………………………………………………………（132）

补：秋燥胜气论 ………………………………………………（139）

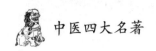

卷二·中焦篇

风温温热温疫温毒冬温 …………………………（172）

暑温伏暑 …………………………………………（219）

寒　湿 ……………………………………………（226）

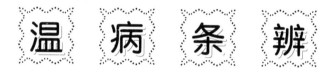

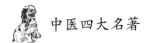

自　　序

　　夫立德立功立言，圣贤事也，瑭何人斯，敢以自任？缘瑭十九岁时，父病年余，至于不起，瑭愧恨难名，哀痛欲绝，以为父病不知医，尚复何颜立天地间，遂购方书，伏读于苦块之余，至张长沙"外逐荣势，内忘身命"之论，因慨然弃举子业，专事方术。

　　【解读】　作为一个人，应该施行德政，建立功勋，著书立说，这是具有超凡智慧的人所做的事。我吴瑭是什么人呢？怎敢担起这一重任呢？因为在我19岁时，父亲生病了一年多，最终没有能治好，我感到非消痛苦和惭愧。

　　我作为儿子，却不懂医术，还有什么脸面活在世界上呢？所以就买了许多医书，在守孝期间用心攻读。当我读到张仲景在《伤寒杂病论》序文中说，他的志向不是追逐名利，而是要让广大群众解除病痛时，我毅然放弃了追求功名的想法，就一心一意钻研起医学来了。

　　越四载，犹子巧官病温。初起喉痹，外科吹以冰硼散，喉遂闭，又遍延诸时医治之，大抵不越双解散、人参败毒散之外，其于温病治法，茫乎未之闻也。后至发黄而死。

【解读】 过了 4 年，我侄子巧官得了一种湿热病，初起时咽喉肿痛，一个外科医生用冰硼散外吹治疗，用后咽喉反而闭塞不通，以后又请许多医生治疗，都不外是双解散、人参败毒散之类。而他们对这种湿热病的治疗都全然无知，最后巧官全身发黄而死。

瑭以初学，未敢妄赞一词，然于是证，亦未得其要领。盖张长沙悲宗族之死，作《玉函经》，为后世医学之祖。奈《玉函》中之《卒病论》，亡于兵火，后世学者，无从仿效，遂至各起异说，得不偿失。

【解读】 这时我因才开始学医，所以不敢妄加评论，对于巧官的病也不太知道。当年张仲景因感叹家族中许多人患病而死，编著了《玉函经》，被尊称为医学之祖。怎奈这部《玉函经》中的《伤寒杂病论》在后世毁于兵火而失传，所以后人就无法效法他的方法。以致后世产生了各种不同的学说，能用的却得少而失多。

又越三载，来游京师，检校《四库全书》，得明季吴又可《温疫论》，观其议论宏阔，实有发前人所未发，遂专心学焉。细察其法，亦不免支离驳杂，大抵功过两不相掩。盖用心良苦，而学术未精也。

【解读】 又过了 3 年，我游学京都而得以阅读《四库全书》，看到明末吴又可著的《温疫论》。其发表的议论宏大广阔，其中有许多是前人没有阐发过的，于是就很专心地学。进一步细致学习后，发现其中所论及的治法难免有杂乱、不系统的地方。所以这本书既有所长，又有所不足。这是因为他虽有良好的出发点，但是在学术上还不够精深。

又遍考晋唐以来诸贤议论，非不珠璧琳琅，求一美备者，盖不可得，其何以传信于来兹！瑭进与病谋，退与心谋，十阅春秋，然后有得，然未敢轻治一人。

【解读】 我又广泛阅读自晋唐以来历代医家的著作，他们的议论不能不说都非常宝贵，如同珠玉琳琅满目，但要求得一个较完满者却非常难，这些议论又怎么能令人信服而传于后世呢？我一方面诊治疾病，另一方面在心中揣摩，经历10年后，才有了一些心得，但仍然不敢轻易地为人治病。

癸丑岁，都下温疫大行，诸友强起瑭治之，大抵已成坏病，幸存活数十人，其死于世俗之手者，不可胜数。呜呼！生民何辜，不死于病而死于医。是有医不若无医也，学医不精，不若不学医也。

【解读】 到癸丑年（1793年）时，京都出现了温疫大流行，许多朋友都动员我去治病。而这时所治的患者大多已是危重病证，所幸经我治疗救活了几十个人。但是被社会上医生治死的却是不知其数。啊！广大民众太不幸了，不是病不能治而死，而是死在庸医之手，所以有这些医生还不如没医生，学医而不精通，那还不如不学医。

因有志采辑历代名贤著述，去其驳杂，取其精微，间附己意，以及考验，合成一书，名曰《温病条辨》，然未敢轻易落笔，又历六年，至于戊午，吾乡汪瑟庵先生促瑭曰：来岁己未湿土正化，二气中温厉大行，子盍速成是书，或者有益于民生乎！

【解读】 因而我立志采集历代名医的著作，删除了其中杂乱无用之处，而吸取了其中的精华，同时又附上了我的见解及治病的经验，编成了一本书，取名为《温病条辨》。但当初一直未敢轻易着手开始写。

又经过了6年，到了戊午年（1798年），我的同乡汪瑟庵先生来催促我说："明年是己未年，属湿土之年，二气之中有温疫大流行，你为何不快点写好此书？相信这本书一定对广大民众有莫大的益处啊！"

瑭愧不敏，未敢自信，恐以救人之心，获欺人之罪，转相仿效，至于无穷，罪何自赎哉！然是书不出，其得失终未可见，因不揣固陋，黾勉成章，就正海内名贤，指其疵谬，历为驳正，将万世赖之无穷期也。

【解读】　我仍然自愧才学浅薄，缺少自信心，担心自己虽然怀有救人目的，但反而获得害民的罪名，如果书中谬误转相流传，以致贻害无穷，这样我的罪过就无法弥补了。但是如果这本书不问世，那么其中的功和过自己也无法知道。所以我还是不顾自己才学不足，尽力把这本书写完了。这样就可以向海内有识之士请教，指出不足，纠正错误，将会对后世发挥无穷无尽的作用。

淮阴吴瑭自序

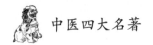

原　序

　　昔淳于公有言："人之所病，病病多；医之所病，病方少。"夫病多而方少，未有甚于温病者矣。何也？

　　【解读】　过去淳于公说："人们担忧的问题，是担忧疾病多；医生们担忧的问题，是担忧治病的方法少。"疾病多但是治病的方法少，没有超过温病的了。什么原因呢？

　　六气之中，君相两火无论已，风湿与燥无不兼温，惟寒水与温相反，然伤寒者必病热。天下之病孰有多于温病者乎？

　　【解读】　六气当中，君火、相火不用说了，风、湿和燥没有不同时具有温，只是寒同温相反，然而被寒邪伤害的人必定患热证。天下的病哪有比温病更多的病呢？

　　方书始于仲景。仲景之书专论伤寒，此六气中之一气耳。其中有兼言风者，亦有兼言温者，然所谓风者，寒中之风，所谓温者，寒中之温，以其书本论伤寒也其馀五气，概未之及，是以后世无传焉。

　　【解读】　记载和论述方剂的书从张仲景开始。张仲景的书专门论述伤寒，这只是六气当中的一气啊。其中有同时说到风的，也有同时说到温的，可是讲的风，是寒中的风，讲的温，是寒中的温，因为他的书本来论述伤寒啊。其馀五气，一概没有涉及，因此后代不传了。

虽然，作者谓圣，述者谓明，学者诚能究其文，通其义，化而裁之，推而行之，以治六气可也，以治内伤可也。

【解读】 虽然这样，但是创作的人叫做圣人，阐述的人叫做贤明的人，学习的人如果彻底推求他们的文章，通晓他们的文义，变化它们，奉行它们，用它们治疗六气造成的疾病是可以的，用它们治疗内伤也是行的。

亡如世鲜知十之才士，以阙如为耻，不能举一反三，惟务按图索骥。

【解读】 无奈社会上缺少善于触类旁通的有才识的医生，一般人认为缺漏可耻，不能举一反三，只求按照图样寻找好马般地就伤寒而论伤寒。

盖自叔和而下，大约皆以伤寒之法疗六气之疴，御风以絺，指鹿为马，迨试而辄困，亦知其术之疏也。

【解读】 从王叔和以下，大约都用治伤寒的方法疗六气造成的疾病，这好比用细葛布挡风，指鹿为马，到治疗时立即失败，也知道他们的医术粗疏了。

因而沿习故方，略变药味，冲和、解肌诸汤纷然著录。至陶氏之书出，遂居然以杜撰之伤寒治天下之六气，不独仲景之书所未言者不能发明，并仲景已定之书尽遭窜易。

【解读】 因为这个原因，他们就仍旧袭用原来的方剂，稍微改变药味，冲和、解肌等方剂就纷纷地编录到陶华的《伤寒六书》出现，于是竟然用臆造的治伤寒的方法疗六气造成的所有疾病，不仅仅对张仲景没有讲到的内容未能创发新的义理，就连张仲景已写定的书也都遭到了窜改。

世俗乐其浅近，相与宗之，而生民之祸亟矣。

【解读】 社会上的普通人喜欢《伤寒六书》内容浅近，共同尊崇它，人民的祸害就频繁了。

又有吴又可者，著《瘟疫论》，其方本治一时之时疫，而世误以治常候之温热。

【解读】 又有一个名叫吴又可的，编著《瘟疫论》，其中的方剂本来是治疗一个时期发生的时疫病的，但是社会上的人错误地用它治疗每年一定季节出现的温热病。

最后若方中行、喻嘉言诸子，虽列温病于伤寒之外，而治法则终未离乎伤寒之中。

【解读】 最后像方中行、喻嘉言诸医家，虽然把温病排列在伤寒之外，但是治疗方法则最终没有离开伤寒之中。

惟金源刘河间守真氏者，独知热病，超出诸家，所著六书，分三焦论治，而不墨守六经，庶几幽室一灯，中流一柱。

【解读】 只有金朝刘完素先生特别通晓热病，超出各家，编著的《河间六书》分上中下三焦论述治疗，而不墨守六经，近似暗室一灯，中流一柱。

惜其人朴而少文，其论简而未畅，其方时亦杂而不精，承其后者又不能阐明其意，裨补其疏，而下士闻道若张景岳之徒，方且怪而訾之。于是其学不明，其说不行。

【解读】 可惜他为人敦厚而缺乏辞采，他的论述简略而不通达，他的方剂有时也驳杂而不纯粹。继承他的人又不能阐明其中的含义，弥补其中的疏漏。像张景岳这一流学习医道的下等医生，正在责怪他而且诋毁他。于是他的学术不能显明，他的主张不能推行。

而世之俗医遇温热之病，无不首先发表，杂以消导，继则峻投攻下，或妄用温补，轻者以重，重者以死，幸免则自谓己功，致死则不言己过，即病者亦但知膏肓难挽，而不悟药石杀人。

【解读】 社会上的平庸医生遇到温热病，就没有不首先发汗解表，用消积导滞法搀杂，接着就猛用攻下法或者乱用温补法，轻病因为这个缘故而加重，重病因为这个缘故而死亡。如果侥幸不死就吹嘘是自己的功劳，造成死亡便闭口不说是自己的过失，即使病人也只知道重病难以挽救，却不了解药物杀人。

父以授子，师以传弟，举世同风，牢不可破。肺腑无语，冤鬼夜嗥，二千馀年，略同一辙，可胜慨哉！

【解读】 父亲把这一套方法传给儿子，老师把这一套方法授与学生，整个社会同一风气，牢不可破。肺腑不能说话，冤鬼深夜号哭，两千多年，大略相同，令人感慨不已！

我朝治洽学明，名贤辈出，咸知溯原《灵》、《素》，问道长沙。

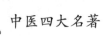

【解读】 我朝政治和协，学术昌明，著名的医家一批批地出现，都知道从《灵枢》、《素问》探求医学的本源，向张仲景的著作求教。

自吴人叶天士氏《温病论》、《温病续论》出，然后当名辨物。

【解读】 自从苏州人叶天士先生《温病论》、《温病续论》出现，然后依照温病的名称求取温病的内容。

好学之士咸知向方，而贪常习故之流犹且各是师说，恶闻至论。其粗工则又略知疏节，未达精旨，施之于用，罕得十全。

【解读】 喜爱学习的医生都知道趋向正道，但是贪求常规的医生仍旧各自认为老师的学说正确，厌恶听取高明的理论。那些技术不高明的医生又只稍微了解一些粗浅的内容，不能明白精辟的含义，在医疗实践中运用它，很少能取得满意的疗效。

吾友鞠通吴子，怀救世之心，秉超悟之哲，嗜学不厌，研理务精，抗志以希古人，虚心而师百氏。

【解读】 我的朋友吴鞠通先生怀有救世的抱负，具有超人的智慧，酷爱学习，从不满足，研究医理力求精深，立下高尚志向，仰慕古代名医，虚怀若谷，效法各家。

病斯世之贸贸也，述先贤之格言，摅生平之心得，穷源竟委，作为是书。

【解读】 他担忧这个社会对温病蒙昧不清，于是传述前代医家的可为法式的语言，抒发平生的心得，穷尽温病的源流，写成这部书。

然犹未敢自信，且惧世之未信之也，藏诸笥者久之。予谓学者之心固无自信时也，然以天下至多之病，而竟无应病之方，幸而得之，亟宜出而公之，譬如拯溺救焚，岂待整冠束发？

【解读】 但是仍旧不敢自信，同时顾虑社会上的人也不相信这部书，因此在书箱里收藏的时间很久。我认为学者的心本来没有自信的时候，可是因为天下有非常多种温病，却竟然没有对付、温病的方法，幸运地获得了这个方法，就应当赶快拿出来使它公开，比如拯救被水淹、被火烧的人，难道还等待整理帽子束结头发吗？

况乎心理无异，大道不孤，是书一出，子云其人必当旦暮遇之，且将有阐明其意，裨补其疏，使夭札之民咸登仁寿者。

【解读】 况且人们的心理没有不同，高明的医学理论不会与世隔绝，这部书一旦出现，扬子云那样内行的人必定很快遇到，并且将有阐明其中的主旨，弥补其中的疏漏，使遭受瘟疫的人都有登上长寿境域的可能。

此天下后世之幸，亦吴子之幸也。若夫《折杨》、《皇荂》，听然而笑，《阳春》、《白雪》，和仅数人，自古如斯。知我罪我，一任当世，岂不善乎？吴子以为然，遂相与评骘而授之梓。

【解读】 这是天下后代的幸运，也是吴先生的愿望啊。《折杨皇荂》这类通俗的歌曲，人们都能领会，张嘴而笑，《阳春白雪》这类高雅的歌曲，能跟着唱和的却只有几个人，从古如此。了解我或者责备我，完全听凭当代的社会舆论，难道不好吗？吴先生认为我的话正确，于是

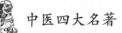

共同讨论评定后交付刊印。

嘉庆十有七年壮月既望，同里愚弟汪廷珍谨序。

【解读】　嘉庆十七年八月月半后，同乡愚弟汪廷珍恭敬地作序。

卷首·原病篇

《六元正纪大论》曰：辰戌之岁，初之气，民厉温病；卯酉之岁，二之气，厉大至，民善暴死；终之气，其病温。

【解读】 《六元正纪大论》说：辰戌年，大寒到惊蛰这一"初之气"阶段，易发各种疫病和温病。卯酉年，春分到立夏这一"二之气"阶段，多发疫病。人们易暴病而亡；小雪到小寒这一"终之气"阶段，较易发生温病。

寅申之岁，初之气，温病乃起；丑末之岁，二之气，温厉大行，远近咸若。子午之岁，五之气，其病温。巳亥之岁，终之气，其病温厉。

【解读】 寅申年，在"初之气"阶段，出较易发生温病；而在丑未年"二士气"阶段，易发生瘟疫流行，不论远近，都可以发病。子午年，秋分到立冬这一"五之气"阶段，也易发生湿病。到巳亥年"终之气"阶段，多发生温病和疫病。

叙气运，原温病之始也。每岁之温，有早暮微盛不等，司天在泉，主气客气，相加临而然也。细考《素问》注自知，兹不多赘。

【解读】 这是通过论述运气来探求温病的发生原因。每年瘟病的发生，有早、迟和病情轻、重的不同，这是因为每年的司天、在泉、主气、客气的循环和配合不同的缘故。可以参阅《素问》及其各注家、自能明白，这里就不作详细讨论。

按：吴又可谓温病非伤寒，温病多而伤寒少，甚通。谓非其时而有其气，未免有顾此失彼之诮。盖时和岁稔，天气以宁，民气以和，虽当盛之岁亦微；至于凶荒兵火之后，虽应微之岁亦盛。理数自然之道，无足怪者。

【解读】 按：吴又可提出温病不是伤寒，湿病多见而伤寒较少，这些都是对的。如果把温病的发生归结于某个季节出现了不是这一季节的气候，所谓"非其时又有其气"，难免被人指责为顾此失彼。如气候正常，风调而顺，人们安居乐业，虽然该年温热之气盛行，但发病也会轻微。如饥荒或战乱之年，虽然湿热之气轻微，也会盛行温病。这是一个自然的规律，不足为怪。

《阴阳应象大论》曰：喜怒不节，寒暑过度，生乃不固。故曰：重阴必阳，重阳必阴。故曰：冬伤于寒，春必病温。

【解读】 《阴阳应象大论》说：如果不能节制喜怒等情绪，或不能适应冬寒夏暑等气候，就会影响健康和生命。大凡阴发展到了极点就会向阳的方面转化，而阳发展到了极点也会向阴的方面转化。冬天感受了寒邪，到春天就会发为温病。

上节统言司天之病，此下专言人受病之故。

【解读】 前一节是论司天之气引起的疾病，而以下专门讨论人们患病的原因。

细考宋元以来，诸名家，皆不知温病伤寒之辨。如庞安常之《卒病论》、朱肱之《活人书》、韩祗和之《微旨》、王实之《证治》、刘守真之《伤寒医鉴》、《伤寒直格》、张子和之《伤寒心镜》等书，非以治伤寒之法治温病，即将温暑认作伤寒，而疑麻桂之不可用，遂别立防风通圣、双解通圣、九味羌活等汤，甚至于辛温药中加苦寒。

【解读】 我曾详细考证宋元以来有名的医家，竟然都不知道温病和伤寒的区别。如庞安常的《伤寒总病论》、朱肱的《类证活人书》、韩祗和的《伤寒微旨论》、王实的《证治》、刘守真的《伤寒医鉴》和《伤寒直格》、张子和的《伤寒心镜》等书，不是用治伤寒的方法来治疗温病，就是把温病、暑病等当做伤寒，怀疑麻黄汤、桂枝汤等方剂不可用，就另外创制了防风通圣散、双解通圣散、九味羌活汤等方剂，甚至还在辛温方中加入苦寒药。

王安道《溯洄集》中辨之最详，兹不再辨。论温病之最详者，莫过张景岳、吴又可、喻嘉言三家。时医所宗者，三家为多，请略陈之：按张景岳、喻嘉言皆著讲寒字，并未理会本文上有"故曰"二字，上文有"重阴必阳，重阳必阴"二句。

【解读】 在王安道《医经溯洄集》中有详细的辨察，这里不作讨论。论述温病较详细的，莫过于张景岳、吴又可、喻嘉言这三位医家。当前一般医生所遵循的，大多也是这三家，所以要作一简要分析：张景岳和喻嘉言都是从感受了寒邪来分析，但没有注意到原文中的"故曰"

两个字：在故日的前面有"重阴必阳、重阳必阴"两句话。

张氏立论出方，悉与伤寒混，谓温病即伤寒，袭前人之旧，全无实得，固无足论。喻氏立论，虽有分析，中篇亦混入伤寒少阴、厥阴证，出方亦不能外辛温发表、辛热温里，为害实甚。

【解读】 张景岳对温病的论述和用方都与伤寒相混，说温病就是伤寒。因袭前人的旧论，全然没有新的发挥，不足以多加评论。喻嘉言对温病虽然有所分析，但在中篇里把伤寒少阴证、厥阴证混入其中，所用的方剂不外是辛温解表、辛热温里等方，为害很大。

以苦心力学之士，尚不免智者千虑之失，尚无怪后人之无从取法，随手杀人哉！甚矣，学问之难也！吴又可实能识得寒温二字，所见之证，实无取乎辛温、辛热、甘温。

【解读】 张景岳、喻嘉言都是钻研医学有很大成就的名医，但也不免智者千虑，而有一失，难怪后世的医生不知治法，随便杀人。可见做学问多难啊，吴又可能分辨伤寒和温病，他治疗温病已不再用辛温、辛热、甘温等方药。

又不明伏气为病之理，以为何者为即病之伤寒，何者为不即病待春而发之温病，遂直断温热之原非风寒所中，不责己之不明，反责经言之谬。瑭推原三家之偏，各自有说：张氏混引经文，将论伤寒之文，引证温热，以伤寒化热之后，经亦称热病故也。

【解读】 他却不了解伏气发病的道理，对什么是感受寒邪立即发病的伤寒，什么是感受寒邪后不立即发病，到春天再发为温病的理论未搞清楚，就直接断言温热病的病原不是感受风寒。不检讨自己未弄清伏气理论，反而批评《内经》所说的有错。我推想上述 3 位医家对温病认识有偏差、各自有原因：张景岳是因乱引《内经》原文，把论伤寒的原文用来论证湿热病。这是由于《内经》中把伤寒化热后的病证称为热病的缘故。

张氏不能分析，遂将温病认作伤寒。喻氏立论，开口言春温，当初春之际，所见之病，多有寒证，遂将伤寒认作温病。

【解读】 张氏不能正确分析，就把温病当做伤寒了。喻嘉言论及温病，是以春温为主，而初春所见到的病证多数属寒证，所以就把伤寒误认是温病了。

吴氏当崇祯凶荒兵火之际，满眼温疫，遂直辟经文"冬伤于寒，春必病温"之文。盖皆各执己见，不能融会贯通也。

【解读】 吴又可处于明末崇帧灾荒和战乱期间，有温疫大流行，见到的都是瘟疫，所以就反对《内经》中"冬伤于寒，春必病温"的说法。这些都是由于他们各自有片面的看法，不能把有关理论融会贯通而造成的。

瑭按伏气为病，如春温、冬咳、温疟，《内经》已明言之矣。亦有不因伏气，乃司天时令现行之气，如前列《六元正纪》所云是也。

【解读】 我认为，伏气的病，如春湿、冬咳、温疟等，在《内经》中已有明确的论述。也有不是伏气引起的，而是每年的司天时令之气引起的。正如前面《六元正

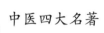
纪大论》中所说的就是这种情况。

此二者，皆理数之常者也。更有非其时而有其气，如又可所云戾气，间亦有之，乃其变也。惟在司命者善察其常变而补救之。

【解读】　这两种原因都是比较常见的。还有因为感受了不是当时主气的时令之气，或感受了吴又可所说的戾气而发病的，有时也是可以发生的，但毕竟不是常而是变，这就需要医生善于辨察温病发生的常和变而采取相应的救治方法。

《金匮真言论》曰：夫精者，身之本也，故藏于精者，春不病温。

【解读】　《金匮真言论》说：精是人体健康和生命的根本，所以能保养好精，到春天就不会患温病。

《易》曰：履霜坚冰至，圣人恒示戒于早，必谨于微。《记》曰：凡事豫则立。经曰：上工不治已病治未病，圣人不治已乱治未乱。

【解读】　《易经》说：路上有了霜，河里也快要结厚冰了。这是古圣贤告诫人们凡事要及早发现，必须注意出现的苗头。《礼记》也说：凡事先有准备的就能成功。《内经》说：高明的医生不仅会治疗已发的疾病，而且能防止疾病的发生，英明的领导者不仅会治理已发生的动乱，而能预防动乱的发生。

此一节当与《月令》参看，与上条冬伤于寒互看。盖谓冬伤寒则春病温，惟藏精者足以避之。

【解读】　这一节的内容可与《礼记·月令》篇互相参看，并与上一条关于冬伤于寒的论述互相参看。上条论冬天伤于寒，到春天就会患温病，本条则指出，如能保养好精就可以避免患温病。

故《素问》首章《上古天真论》即言男女阴精之所以生，所以长，所以枯之理；次章紧接《四气调神大论》，示人春养生，以为夏奉长之地，夏养长以为秋奉收之地，秋养收以为冬奉藏之地，冬养藏以为春奉生之地。盖能藏精者，一切病患皆可却，岂独温病为然哉！

【解读】 所以《素问》的第 1 章《上古天真论》中就首先论述了男女阴精是如何生成、如何生长、如何枯竭的道理。在第 2 章《四气调神大论》中又教人们如在春季养好"生"，就可以为夏季的"长"打好基础；而在夏季能养好"长"，就可为秋季的"收"打好基础；在秋季养好"收"，就可为冬季的"藏"打好基础；如在冬季养好"藏"，又可以为春季的"生"打好基础。凡是能够保养好精的人，任何疾病都不容易发生，岂仅是湿病呢？

《金匮》谓五脏元真通畅，人即安和是也。何喻氏不明此理，将冬伤于寒作一大扇文字，将不藏精，又作一大扇文字，将不藏精而伤于寒，又总作一大扇文字，勉强割裂《伤寒论》原文以实之，未免有过虑则凿之弊。

【解读】 《金匮要略》（以下简称《金匮》）说：五脏的元真之气能通畅，人体就会健康平安；何以喻嘉言却不明白这个道理，把因冬季感受寒邪而发病的作一大篇文章，把不能藏精而发病的又作了一大篇文章，再把既不能藏精又在冬季感受寒邪而发病的作了一大篇文章。再把《伤寒论》的原文勉强地割裂后，放在其中作为引证，不免有考虑过多反而过于刻板的弊病。

不藏精三字须活看，不专主房劳说，一切人事之能摇动其精者皆是。即冬日天气应寒而阳不潜藏，如春日之发泄，甚至桃李反花之类皆是。

【解读】 《内经》中的"不藏精"这3个字应灵活地看，不专指性生活过度造成不藏精，凡是人们耗伤精气的行为都是"不藏精"。就是冬天天气寒冷而阳气不能潜藏，如春天那样的发泄而气候温暖，甚至桃、李等提前开花，也是属于这一类。

《热论篇》曰：凡病伤寒而成温者，先夏至日者为病温，后夏至日者为病暑。暑当与汗出，勿止。

【解读】 《热论篇》说：凡是感受了寒邪而发为温病的，在夏至以前发病的称为温病，在夏至以后发病的称为暑病。暑邪可与汗一起外达，对这种出汗不要用止汗法。

温者，暑之渐也。先夏至，春候也。春气温，阳气发越，阴精不足以承之，故为病温。后夏至，温盛为热，热盛则湿动，热与湿搏而为暑也。勿者，禁止之词。勿止暑之汗，即治暑之法也。

【解读】 温病发生于暑病之前。夏至以前属春季，春季气候较温暖，阳气升发外泄，如人体精气较虚，就容易患温病。夏至以后天气进一步变热，同时，因天气炎热而造成湿气的上蒸，热与湿相互结合而成暑邪。《内经》提出的"勿"是禁止用语，即强调切勿去止暑病的出汗，这是治疗暑病的一个大法。

《刺志论》曰：气盛身寒，得之伤寒；气虚身热，得之伤暑。

【解读】 六淫之邪，各有不同，其产生的病证亦不同。寒为阴邪，凝滞经脉，最能伤形，而气不得伤，故气盛，正邪之争，恶寒发热。

暑为阳邪最能伤津耗气，故气虚，初期即见身热汗出。惟而广之，要从阴阳虚实的病机，寒热等病证，来理解外感热病的不同病因。如风性动，湿生浊，燥枯涸，火伤阴等各种不同证候。

此伤寒暑之辨也。经语分明如此，奈何世人悉以治寒法治温暑哉！

【解读】 自注原文提出首辨寒热的重要性。病因不同，病机不同，证候也不同，治疗自然有其区别，不可以治伤寒法治疗温暑热病。伤寒首用辛温，继用苦寒清热，最后温热以救阳；暑病首用辛凉，继用甘寒，再用酸泄酸敛救阴。

二者明显的不同。有人提出暑病用白虎汤，就是暑病用了伤寒法。所以可用者，仍辛凉与辛寒同类，同用白虎汤，用意不同，阳明热盛用白虎清热，暑温用白虎乃辛寒，辛凉之法也。况常加人参以别"气虚"之持点。

吴氏例举《金匮》白虎加参汤，取其中喝治法，与伤寒无涉，不能言其用伤寒法治暑病也。

《生气通天论》曰：因于暑，汗，烦则喘喝，静则多言。

【解读】 《生气通天论》说：感受暑邪的病证特点是：汗出较多，易烦躁而气喘喝喝有声，有时静卧，自言自语或胡言乱语。

暑中有火，性急而疏泄，故令人自汗。火与心同气相

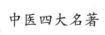
求，故善烦。（烦从火从页，谓心气不宁，而面若火烁也）。

【解读】 暑性中包括了火在内，致病特点是发病急骤，容易造成肌表疏松，因而发病后使人出汗。心属火，性质相同，火邪较易侵犯心，所谓"同气相求"，所以容易引起心烦（"烦"字是由火和页组成的，也就是说烦是指心气不能安宁，同时面部发红如被火烧一般）。

烦则喘喝者，火克金故喘，郁遏胸中清廓之气，故欲喝而呻之。其或邪不外张而内藏于心，则静；心主言，暑邪在心，虽静亦欲自言不休也。

【解读】 至于出现烦而气喘喝喝有声，是因为火易克金，肺属金，肺气受伤，加上火热之能阻遏胸廓肺中的清阳之气，所以就会气喘，喉中喝喝有声如呻吟一般。如果暑邪犯于心而不能外达，患者就会静卧不动，心主言语，心神被暑邪扰动时，神态虽然安静，但会不断地自言自语。

《论疾诊尺篇》曰：尺肤热甚，脉盛躁者，病温也；其脉盛而滑者，病且出也。

【解读】 《论疾诊尺篇》说：如诊察自肘至腕这一段称为尺肤的皮肤，发热较甚，脉象盛大而躁疾快速，这是温病的重要特征。如果这种患者的脉象表现为盛大而滑利，是正气能祛邪外出的表现。

此节以下，诊温病之法。经之辨温病分明如是，何世人悉谓伤寒，而悉以伤寒足三阴经温法治之哉！

【解读】 从这一节开始，讨论诊断温病的方法。《内经》对温病的辨察已这样明白，为什么当今医生还是都把温病当做伤寒，而都以治疗伤寒足太阴、足少阴、足厥阴证的温热方药治疗温病呢？

张景岳作《类经》，割裂经文，蒙混成章，由未细心紬绎也。尺肤热甚，火烁精也；脉盛躁，精被火煎沸也；脉盛而滑，邪机向外也。

【解读】 张景岳所著的《类经》，把《内经》原文割裂拼凑成书以蒙混读者，对《内经》原文没有细致地进行阐述。尺肤发热甚，是因为暑热之气耗烁阴精所引起的；脉象盛大而躁疾快速，是因为阴精被火热煎熬沸腾；脉象盛大而滑利，是病邪向外透达兆象。

《热病篇》曰：热病三日，而气口静人迎躁者，取之诸阳五十九刺，以泻其热而出其汗，实其阴以补其不足者。

【解读】 《热病篇》说：热病到了第 3 日，诊气口脉较为安静而人迎脉躁疾不宁，可选用 59 个阳经穴位针刺，使患者出汗而泄出阳分的邪热，同时要补阴经的穴位，以补充阴分的不足。

身热甚，阴阳皆静者，勿刺也；其可刺者，急取之，不汗出则泄。所谓勿刺者，有死征也。热病七日八日动喘而弦者，急刺之。汗且自出，浅刺手大指间。

【解读】 如身热很盛，但阴阳各脉反而都较平静，这是邪盛而正虚甚，不能针刺。对于可以进行针刺的病证，应尽快施治，如针刺后仍没有汗出，就要用泄热的其他治法。上而所说的不能用针刺的病证，是由于有正不胜邪的危象。热病到了第七八日，如稍动就气喘，脉弦的，应立即针刺，通过出汗而使邪热外泄。可选用手大指间的

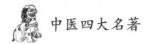

穴位。

热病七日八日脉微小，病者溲血，口中干，一日半而死，脉代者，一日死。热病已得汗出而脉尚躁，喘，且复热，勿刺肤，喘甚者死。

【解读】 如热病到了第七八日时，脉微小，患者尿血，口中干燥，病情非常危险，在 1 日半内就可能死亡，如再出现代脉，在 1 日内就可能死亡。热病患者已经出汗而脉仍然躁疾不宁，并伴有喘急，身热再度炽盛的，不能再针刺肌肤。如出现严重的气喘，患者多会死亡。

热病七日八日脉不躁，躁不散数，后三日中有汗，三日不汗，四日死；未曾汗者，勿腠刺之。热病不知所痛，耳聋不能自收，口干，阳热甚，阴颇有寒者，热在骨髓，死不可治。

【解读】 热病到第七八日时，脉已不躁疾，或虽躁疾而不散大不数的，在以后的 3 日内应有汗出，如 3 日内没有汗出，可能会在 4 日内死亡。如果患者一直没有出汗，不能再针刺腠理。热病患者如不能说清自己的病痛，加上耳聋，四肢弛缓，口中干，说明阳热极盛而阴液也严重耗伤，邪热已深入骨髓，住住造成患者难以救治而死亡。

热病已得汗而脉尚躁盛，此阴脉之极也，死。其得汗而脉静者生。热病者，脉尚躁盛而不得汗者，此阳脉之极也，死。

【解读】 如果热病患者已经出过汗。但脉象仍然躁疾而盛大，称为"阴脉之极"，这是患者阴液虚极的缘故，每可导致死亡。如果患者在发汗后脉象平静，这种情况预后较好，不至于造成死亡。另一方面，如果热病患者的脉象躁疾而盛大，但一直不能出汗的，称为"阳脉之极"，这是阳热盛极的表现，预后也不好，可导致死亡。

（阳脉之极，虽云死征，较前阴阳俱静有差，此证犹可大剂急急救阴，亦有活者。盖已得汗而阳脉躁甚，邪强正弱，正尚能与邪争，若留得一分正气，便有一分生理，只在留之得法耳。至阴阳俱静，邪气深入下焦阴分，正无捍邪之意，直听邪之所为，不死何待）。

【解读】　（虽然出现了"阳脉之极。是一种死证，但比较前面所说的身热很盛而阴阳各处的脉象都很平静的那种情况有所不同。对于这种病证，还可以试用大剂量的养阴药，以很快地补充耗伤的阴液，或许还有能救活的。这里所出现的是已经出了汗而阳脉仍然躁疾，这是邪气强盛而正气虚弱的反映，但同时也表明正气尚能与病邪进行抗争，所以说还有救治的可能。对于患者来说，如能留得一分正气，就有一分生存的希望，问题是在于要有正确的保留正气的方法。而病情发展到阴阳诸脉都已平静无力，表明病邪已深入到下焦，肝肾的阴液都已枯竭，正气已没有与病邪抗争的能力，只能听凭病邪肆虐，到这个程度患者难道还会不死吗？）

脉盛躁，得汗静者生，热病不可刺者有九：一曰汗不出，大颧发赤，哕者死。二曰泄而腹满甚者死。三曰目不明，热不已者死。

【解读】　如脉躁疾盛大，出汗后脉转平静的，是一种好的现象；治疗热病时，以下9种情况不能针刺：一是热盛不能出汗，颧部发红而呃逆，易致死亡。二是腹泻而腹极胀者，易致死亡。三是视物不明，身热不退的，易致死亡。

四曰老人、婴儿，热而腹满者死。五曰汗大出，呕，下血者死。六曰舌本烂，热不已者死。七曰咳而衄，汗不出，出不至足者死。八曰髓热者死。九曰热而痉者死，腰折、瘛疭、齿噤龂也。

【解读】　四是老人、婴儿身热而腹部胀满较甚的，易致死亡。五是出现大汗，呕吐，大便下血的，易致死亡。六是舌根溃烂，发热不止的，易致死亡。七是咳嗽并衄血，不出汗，或虽出汗而足不出汗的，易致死亡。八是发热如从骨髓中出一般，易致死亡。九是发热而痉厥，见腰背反张、手足抽搐、咬牙啮齿的，易致死亡。

凡此九者不可刺也。太阳之脉色荣颧骨，热病也，与厥阴脉争见者，死期不过三日。少阳之脉色荣颊前，热病也。与少阴脉争见者，死期不过三日。

【解读】　凡以上所说的9种情况，病情十分危重，不宜用针刺治疗。太阳病证见到颧部发红，是热病，但如与厥阴病证同时出现，3日之内可能死亡。热病中少阳病证也可见到颊部发红，但如与少阴病证同时出现，3日之内也可能死亡。

此节历叙热病之死征，以禁人之刺，盖刺则必死也。然刺固不可，亦间有可药而愈者。盖刺法能泄能通，开热邪之闭结最速，至于益阴以留阳，实刺法之所短，而汤药之所长也。

【解读】　这一节主要论述热病的各种"死证"，都是禁用针刺的，如用针刺，就会加速患者的死亡。但不能针刺，还可以使用药物治疗。这是因为针刺能够泄热和疏通，开通闭结热邪的作用迅速，但在补充阴液以保留阳气方面，却是针刺的短处，而是汤药的长处。

热病三日而气口静人迎脉躁者，邪机尚浅，在上焦，故取之诸阳以泄其阳邪，阳气通则汗随之。实其阴以补其不足者，阳盛则阴衰，泻阳则阴得安其位，故曰实其阴，泻阳之有余，即所以补阴之不足，故曰补其不足也。

【解读】 热病第3日，气口脉平静而人迎脉躁疾，表明病邪较浅在，多属上焦病变，所以取各阳经的穴位来泄阳分的邪热，阳气宣通就会出汗而邪热随之外解。所谓充实其阴经以补阴液不足，是因为邪热亢盛就必然耗损阴液，如邪热外泄，就可以保护阴液不受损伤，即起到了补阴液的作用。

也就是祛除阳热之邪，即是补充了阴液不足，所以《内经》中说针刺也能补充阴液的不足。

（"实其阴以补其不足"这句话，实在是治疗温热病最要紧的大纲。凡是热病没有不耗伤阴液的，如阴液尚未消耗尽，还不致丧失生命；如阴液已耗尽，则阳气没有依附之地，必然外脱而导致死亡。倘若真的能明白这一道理，对温病的证治基本上就掌握弓一半。本书中所论述的治法，其实就是从这里入手的。）

身热甚而脉之阴阳皆静，脉证不应，阳证阴脉，故曰勿刺。

【解读】 热病患者如身热较甚而脉象却平静，这是脉与证不相符合，阳证中出现阴脉，预后不好，所以用针刺治疗。

热病七、八日，动喘而弦，喘为肺气实，弦为风火鼓荡，故浅刺手大指间，以泄肺热，肺之热痹开则汗出。大指间，肺之少商穴也。

【解读】 热病到第七八日，稍活动就喘、脉弦。喘为肺气闭实，弦脉提示风与火热之邪相互结合，鼓荡为患。以上所说取大指间的六位，是指手少阴肺经的少商穴，浅刺少商穴可宣通肺气，闭塞于肺的邪热外泄，可使汗孔开泄而出汗。

热证七、八日，脉微小者，邪气深入下焦血分，逼血从小便出，故溲血；肾精告竭，阴液不得上潮，故口中干；脉至微小，不惟阴精竭，阳气亦从而竭矣，死象自明。倘脉实者可治，法详于后。

【解读】 热病到第七八日，脉见微小，提示了病邪深入到下焦血分，可能迫血妄行而引起尿血。邪入下焦会耗竭肾阴，肾阴不能上润口腔，所以就会口干。脉象已微小，表明不仅肾阴耗竭，阳气也衰竭，病已垂危。如果脉象还比较有力，还可以救治，具体的方法后面将要论及。

热病已得汗，脉尚躁而喘，故知其复热也；热不为汗衰，火热克金故喘。金受火克，肺之化源欲绝，故死。间有可治，法详于后。

【解读】 如热病已出了汗，脉仍然躁疾而气喘，可知还会再次发热，而且这种发热不会因出汗而减退。火热易克金所以导致肺气壅塞而喘。如火热克金而导致肺的化源欲绝，易导致死广。对这种病证有时还有救治方法，具体内容将在后面论及。

热病不知所痛，正衰不与邪争也；耳聋，阴伤精欲脱也；不能自收，真气惫也；口干热甚，阳邪独盛也；阴颇有寒，此寒字作虚字讲，谓下焦阴分颇有虚寒之证，以阴精亏损之人，真气败散之象已见，而邪热不退，未有不乘其空虚而入者，故曰热在骨髓，死不治也。其有阴衰阳盛而真气未至溃败者，犹有治法，详见于后。

【解读】 如果患者自己都不知病痛所在，提示正气已经虚衰欲竭而无力与病邪抗争。阴液大伤导致精气将脱可引起耳聋。四肢弛缓而不能活动，提示真气已非常虚衰。口干而热势较甚，表明了该病证阳热极盛。《内经》原文所说的"阴颇有寒"中的"寒"字，应作"虚"字来理解，是指出该病证属下焦虚衰，阴精极度虚少，真气已出现了溃败的现象。这时邪热还未退，必乘虚直入，所以说热邪深入到骨髓，会难以救治而导致死亡。如果阴液已伤而阳热亢盛，但真气还没有到完全溃败的地步，那还有救治之法，具体方法将在后面论及。

热病已得汗而脉尚躁盛，此阴虚之极，故曰死。然虽不可刺，犹可以药沃之得法，亦有生者，法详于后。

【解读】 如已出汗而脉仍然躁疾盛大，是阴液虚极，所以说易致死亡。然而虽然不可针刺，还可以用药物来补充阴液，也有能治愈的，具体方法将在后面论及。

脉躁盛不得汗，此阳盛之极也。阳盛而至于极，阴无容留之地，故亦曰死。然用药开之得法，犹可生。法详于后。

【解读】 如脉躁盛而不能出汗，这是阳热极盛的表现。阳热极盛就可以导致阴液难以存在，所以也易导致死亡。但如用药治疗使阳热开泄，也是有生存可能的。具体

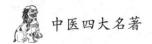

方法将在后面论及。

汗不出而颧赤，邪盛不得解也；哕，脾阴病也。阴阳齐病，治阳碍阴，治阴碍阳，故曰死也。泄而腹满甚，脾阴病重也，亦系阴阳皆病。

【解读】　如不能出汗、颧部发红，提示邪热盛而不能外解，同时又呃逆，为脾阴有病，属阴阳俱病。此时如用清热药治阳热之邪，对脾阴不利，而用柔润药治脾阴，对阳热又不利，所以也易致死亡。如腹泻而腹部胀满很严重，提示脾阴病变甚重，也是一种阴阳俱病的病证。

目不明，精散而气脱也。经曰：精散视岐，又曰：气脱者目不明。热犹未已，仍烁其精而伤其气，不死得乎！老人、婴儿，一则孤阳已衰，一则稚阳未足，既得温热之阳病，又加腹满之阴病，不必至于满甚，而已有死道焉。

【解读】　如视物不明，提示阴精耗散而正气外脱。《内经》中说：精气耗散会出现复视。又说：正气外脱就会视物不清。这时邪热未退还在耗烁着精气和正气，怎么会不死呢？老人和婴儿，前者是精将竭而孤阳也大衰，后者是稚阳未充，他们患邪热亢盛的阳病后，再加上腹部胀满这种阴病，即使腹胀不太严重，也是容易导致死亡的病证。

汗不出，为邪阳盛，呕为正阳衰；下血者，热邪深入不得外出，必逼迫阴络之血下注，亦为阴阳两伤也。舌本烂，肾脉、胆脉、心脉皆循喉咙系舌本，阳邪深入，则一阴一阳之火结于血分，肾水不得上济，热退犹可生，热仍不止，故曰死也。

【解读】　患者不能出汗是因阳热盛于内，而呕吐则是脾阳衰在里。大便下血，是因为热邪深入在内而不能外出，必然会逼迫肠道的血络而使血液下注造成便血，这也是阴阳都受伤的表现。

在热病中出现舌根溃烂，是因为肾脉、胆脉、心脉等都上行循喉咙而系于舌根，阳热之邪深入，会影响到少阴心肾和少阳胆这"一阴一阳"经脉的火邪结于血分。这时肾脏阴精不能向上传送，如邪热能退还不至于危及生命，如邪热仍然亢盛，就会导致死亡。

咳而衄，邪闭肺络，上行清道，汗出邪泄可生，不然则化源绝矣！髓热者，邪入至深至于肾部也。热而痉，邪入至深至于肝部也。

【解读】　如出现咳嗽和衄血，是因邪热闭阻于肺络，邪热迫血上出于呼吸道。这类病证，如能出汗使邪热外泄，还有可能治好，不然的话，就会导致化源欲绝。邪热从骨髓发出，是因病邪深入到肾造成的。发热而又有痉厥，是因邪热深入到肝所致。

以上九条，虽皆不可刺，后文亦间立治法，亦有可生者。太阳之脉色荣颧骨为热病者，按手太阳之脉，由目内眦斜络于颧，而与足太阳交，是颧者两太阳交处也。

【解读】　上面所说的 9 种情况，虽然都不能针刺，但本书对有些病证仍然列出治法，其中有的还是可以治好的。手足太阳两条经脉经过的颧骨部位发红是热病的表现，手太阳经脉从眼睑内角斜向经过颧部，与足太阳经脉相交，所以颧部是手足两太阳经脉的交会处。

太阳属水，水受火沸，故色荣赤为热病也。与厥阴脉争见，厥阴，木也，水受火之反克，金不来生木反生火，水无容足之地，故死速也。

【解读】 太阳属于水，水在火的作用下就会沸腾，所以颧部发红是热病的表现。而厥阴属木，水可受到火的反克，如肺金不能生水，水少则火更旺，又进一步耗伤水液，导致阴液耗竭，所以易致死亡。

少阳之脉色荣颊前为热病者，按手少阳之脉，出耳前，过客主人前（足少阳穴），交颊至目锐眦而交足少阳，是颊前两少阳交处也。

【解读】 手少阳的经脉从耳前经过足少阳经的客主人穴，交会于颊部，并到眼外角而交于足少阳经脉，这是颊前手足两少阳经的交会之处。

少阳属相火，火色现于二经交会之处，故为热病也。与少阴脉争见，少阴属君火，二火相炽，水难为受，故亦不出三日而死也。

【解读】 少阳属于相火，火的红色出现在两条经脉交会的颊处，也是热病的重要表现。少阴属于召火，热病中如颊部见红色，表明少阴君火与少阳相火两火相互交结炽烈，会严重地耗伤阴液，所以一般不出 3 日就会死亡。

《评热病论》：帝曰：有病温者，汗出辄复热，而脉躁疾，不为汗衰，狂言不能食，病名为何？岐伯曰：病名阴阳交，交者死也。

【解读】 《评热病论》：黄帝说，有的温病患者出汗后热势稍退，但很快热势又上升，其脉象躁疾，病情没有在出汗后减轻，又出现语言狂乱，不能进食等症状，这是什么病呢？岐伯回答说：这种病名叫阴阳交，阴阳相交很容易导致死亡。

人所以汗出者，皆生于谷，谷生于精。今邪气交争于骨肉而得汗者，是邪却而精胜也。精胜则当能食而不复热。复热者，邪气也，汗者，精气也。

【解读】 人体之所以会出汗，要依赖水谷进入胃后通过运化而生成的精气。邪气与体内精气互相交争于骨肉之处，如有汗出，是病邪退却而精气战胜病邪的表现。

今汗出而辄复热者，邪气胜也。不能食者，精无俾也。病而留者，其寿可立而倾也。且夫《热论》曰：汗出而脉躁盛者死。

【解读】 但如汗出之后再度发热，就是病邪战胜人体精气的表现。病邪伤脾胃就不能进食，不进饮食则精气更得不到补充。

病邪久留不去，性命就难保了。况且《灵枢·热论》中说：出汗之后如脉仍躁疾盛大的，这是死证。

今脉不与汗相应，此不胜其病也，其死明矣！狂言者，是失志，失志者死。今见三死，不见一生，虽愈必死也。

此节语意自明，经谓必死之证，谁敢谓生？然药之得法，有可生之理，前所谓针药各异用也，详见后。

【解读】 现在出现了脉与出汗之后的表现不相符合的情况，表示精气不能战胜病邪，死亡的道理是很明白的。出现语言狂乱，是神志失常的反应，也容易导致死亡。以上论及汗出热势再盛、不能进食、神志狂乱3种情况，都是容易死亡的证候，无一线生机，尽管有时病情会暂时好转，最终还是会死亡。

这一节的意思很明白，《内经》中所说必死之证，谁敢说能够治愈呢"但是如用药得法，还是有治好的希望，前面已说到针刺和药物各有不同的作用，这在以后还要详细讨论。

《刺热篇》曰：肝热病者，小便先黄，腹痛多卧，身热。热争则狂言及惊，胁满痛，手足躁，不得安卧。

【解读】　《刺热篇》说：肝热病患者先见小便发黄，腹部疼痛，多卧，身体发热。邪热与正气互相交争，可出现语言狂乱、惊慌不安，胁部胀满疼痛，手足躁动，睡眠不好。

庚辛甚，甲乙大汗，气逆则庚辛日死。刺足厥阴、少阳。其逆则头痛员员，脉引冲头也。

【解读】　这种病证在庚辛日会加重，在甲乙日可能会大汗。如病情逆转到庚辛日可能会死亡。病情逆转的可见头痛、眩晕，这是病邪循肝经上冲于头的缘故。治疗可取足厥阴和足少阳两经的穴位。

肝病小便先黄者，肝脉络阴器；又肝主疏泄，肝病则失其疏泄之职，故小便先黄也。腹痛多卧，木病克脾土也，热争，邪热甚而与正气相争也。狂言及惊，手厥阴心包病也，两厥阴同气，热争，则手厥阴亦病也。

【解读】　肝热病便先黄，是因为肝经环绕阴器，而肝主疏泄，肝有病就会失去疏泄的功能，从而使尿色先出现黄色。肝病出现腹部疼痛而多卧，是肝木有病而克脾土所致。邪热亢盛与正气相争，称为"热争"，言语狂乱和心中惊慌，提示手厥阴心包有病。手厥阴与足厥阴同属厥阴，因出现了"热争"，所以足厥阴肝的邪热会影响到手厥阴心包经。

胁满痛，肝脉行身之两旁，胁其要路也。手足躁不得安卧，肝主风，风淫四末，又木病克土，脾主四肢，木病热，必吸少阴肾中真阴，阴伤，故骚扰不得安卧也。庚辛金日克木，故甚。

【解读】　胸胁满而疼痛，是由于肝经循行于身的两侧，胁部为肝经的通路"出现手足躁动，不能安睡，一是肝气与风相通，风气可影响到四肢，肝热会生风而引起四肢的抽搐。二是因为肝木有病会克脾土，脾主四肢，而肝木又依赖肾中真阴的滋养。肝热会耗竭肾中真阴而不能涵养肝木，就会发生手足躁动而不能安睡。庚辛日属金，主克木，所以在庚辛日肝病会加重。

甲乙肝木旺时，故汗出而愈。气逆谓病重而不顺其可愈之理，故逢其不胜之日而死也。刺足厥阴、少阳，厥阴系本脏，少阳，厥阴之腑也，并刺之者，病在脏，泻其腑也。逆则头痛以下，肝主升，病极而上升之故。

自庚辛日甚以下之理，余脏仿此。

【解读】　甲乙日属木，所以在甲乙日木气旺盛时，往往会汗出热退而病得愈。"气逆"是指病情危重而治疗又不能用正确的方法。如遇到肝木所不胜的日子，病情就会加重，甚至死亡。

治疗可针刺足厥阴、足少阳，是因为足厥阴是肝的本脏，足少阳则是与肝脏相应的腑。对肝热病者刺胆经穴位，是用泻胆腑的方法来清肝脏的邪热，即病在脏而泻其腑。这种病证因气逆而头疼，是因为肝木主升发，病重则气逆上升。

文中所说的庚辛之日病加重的道理，在以下论及其他各脏的病证时，都是一样的道理。

心热病者，先不乐，数日乃热。热争则卒心痛，烦闷善呕，头痛面赤无汗。壬癸甚，丙丁大汗，气逆则壬癸死。刺手少阴、太阳。

【解读】　心热病患者可先出现情绪不快乐，数日后发热。如邪热亢盛而与正气相争时，可突然发生心疼，伴有烦躁，胸闷，时时呕吐，头痛，面部红赤，全身无汗。到壬癸水旺之日，病情会加重。而每到丙丁火旺之日，就可能出大汗而病情减轻。如出现"气逆"，到了壬癸日就可能死亡。可针刺手少阴和手太阳经的穴位。

心病先不乐者，心包名膻中，居心下代君用事，经谓膻中为臣使之官，喜乐出焉，心病故不乐也。卒心痛，凡实痛，皆邪正相争，热争，故卒然心痛也；烦闷，心主火，故烦，膻中气不舒，故闷。

【解读】　心包又名膻中，在心的下面，可代心行使君主职责，所以《内经》说：膻中为臣使之官，管理人的喜乐等情绪。患心病后会先表现为不快乐。突然发生的心中疼痛，如属于实痛，都是由于邪正相互交争引起的，现在有邪热与正气相争的"热争"，所以会突然发生心痛。心主火，热扰于心就会心烦；如膻中的气机不畅，就会胸中闷塞。

呕，肝病也，两厥阴同气，膻中代心受病，故热甚而争之后，肝病亦见也，且邪居膈上，多善呕也。头痛，火升也。面赤，火色也。无汗，汗为心液，心病，故汗不得通也。

【解读】　呕吐是由于肝气上逆引起的，这是因为手厥阴心包和足厥阴肝同属厥阴，而心包代心受病，在邪热亢盛而与正气相争后，手厥阴心包的邪热会影响到足厥阴肝的缘故。加上邪热位于膈上，更容易引起呕吐。头痛是肝火上升所致，面部红赤是火热的颜色。本病证没有汗出，是因为汗为心液，如邪热在心，所以往往没有汗出。

脾热病者，先头重，颊痛，烦心，颜青，欲呕，身热。热争则腰痛。不可用俯仰，腹满泄，两颔痛。甲乙甚，戊己大汗，气逆则甲乙死。刺足太阴、阳明。

【解读】 脾热病患者先有头部沉重，而颊部疼痛，心中烦，额部发青，想要呕吐，身发热。如邪热与正气相争则会腰痛，甚至不能前后俯仰，腹胀满而大便泄泻，两侧颔部作痛。到甲乙日主木旺时，病情会加重，而逢戊己日土旺时，就可能出大汗而病情减轻，如发生"气逆"，在甲乙日可能死亡。治疗可针刺足太阴和足阳明经的穴位。

脾病头先重者，脾属湿土，性重，经谓：湿之中人也，首如裹。故脾病头先重也。颊，少阳部也，土之与木，此负则彼胜，土病而木病亦见也。烦心，脾脉注心也。

【解读】 脾病患者先出现头部沉重的症状，是因为脾属湿土，湿属阴邪而性质重浊黏腻。《内经》说："湿邪侵犯人体后，头部会沉重如物包裹状。"所以脾病后先出现头部沉重的症状。面颊部是少阳经循行之地，脾属土而少阳属木，两者一方胜则另一方负，所以脾有病，会影响到少阳胆经，脾脉有一条支脉过隔江入心中，所以脾病也可影响到心而出现心烦。

颜青欲呕，亦木病也。腰痛不可用俯仰，腰为肾之府，脾主制水，肾为司水之神，脾病不能制水，故腰痛；再脾病胃不能独治，阳明主约束而利机关，故痛而至于不可用俯仰也。腹满泄，脾经本病也。颔痛，亦木病也。

【解读】 额部发青和想要呕吐那是肝木克脾土的症状。腰痛不能俯仰是因为腰为肾脏所在的部位，脾有统制水液的功能，而肾又主管水液，所以当脾有病而不能统制水液就会有腰部明显的疼痛；另外，脾病反胃的功能也必然会受到影响。胃主约束经脉和通利关节，所以脾病后，也会导致腰部的疼痛，甚至不能前后俯仰，至于腹部的疼痛和泄泻等症状是脾本身的病证。颔部为少阳胆经部位，出现疼痛是属于木克土的床状。

肺热病者，先淅然厥，起毫毛，恶风寒，舌上黄，身热。热争则喘咳，痛走胸膺背，不得太息，头痛不堪，汗出而寒。丙丁甚，庚辛大汗，气逆则丙丁死。刺手太阴、阳明，出血如大豆，立已。

【解读】 肺热病患者可先见渐渐然怕冷，皮肤毫毛耸起，怕风寒，舌上有黄苔，身发热。如邪热与正气相争，会出现喘息、咳嗽，疼痛走窜到脑背，不能做深呼吸。同时有难以忍受的剧烈头痛，有汗而畏寒。每到丙丁日主火旺时病情加重，而逢庚辛日金旺时可能大汗，如"气逆"在丙丁日就可能死亡。治疗可针刺手太阴和手阳明经的穴位，能刺出血如豆粒大，往往有立竿见影的效果。

肺病先恶风寒者，肺主气，又主皮毛，肺病则气贲郁不得捍卫皮毛也。舌上黄者，肺气不化则湿热聚而为黄苔也（按苔字，方书悉作胎。胎乃胎胞之胎，特以苔生舌上，故从肉旁。不知古人借用之字甚多。盖湿热蒸而生苔，或黄、或白、或青、或黑。皆因病之深浅、或寒、或热、或燥、或湿而然。如春夏间石上土之阴面生苔者然，故本论苔字，悉从草不从肉）。

【解读】 　肺热病患者先出现怕风寒，是因为肺主气，又主人一身的皮毛，如肺有病，就会导致气的郁闭，不能使皮毛发挥卫外作用。舌有黄苔是因为肺气不能宣布津液而生成湿热，与邪热互结而形成黄苔。

（按：苔字在古医书中都写作胎。胎的原意是指胎胞的胎，而苔是生在舌上的，所以把苔写作肉旁的胎。古人用通假字很多，湿热熏蒸所形成的苔，有的黄，有的白，有的青，有的黑，都是由疾病病位的深浅、性质的寒热、或燥、或湿等因素而造成的，正如春夏季节时，石头或土丘背阳处所生的青苔一般。所以本书中凡提及苔字，都用草字头而不用肉旁。）

喘，气郁极也。咳，火克金也。胸膺背，肺之府也，皆天气主之。肺主天气，肺气郁极，故痛走胸膺背也。

【解读】 　气喘是肺气郁闭到了极点所致，咳嗽则是火热犯于肺所致。胸膺和背部是肺脏所在部位，主呼吸，肺气郁闭加重，就可以影响到胸膺和背部而出现疼痛。

走者，不定之词。不得太息，气郁之极也。头痛不堪，亦天气贲郁之极也。汗出而寒，毛窍开，故汗出，汗出卫虚，故恶寒，又肺本恶寒也。

【解读】 　"走"是走窜之意，即疼痛多游走不定，不能深呼吸是因肺气郁闭太甚，头痛剧烈，也是肺气郁闭，邪热上逆所致。因邪热内蒸于肺而使皮毛开泄，所以出汗，汗出之后卫表阳气耗伤，所以恶寒，加上肺本来就较怕冷，所以肺热病常见恶寒。

肾热病者，先腰痛，胻酸，苦渴数饮，身热。热争则项痛而强，胻寒且酸，足下热，不欲言，其逆则项痛，员员澹澹然。戊己甚，壬癸大汗，气逆则戊己死。刺足少阴、太阳。

【解读】　肾热病患者先有腰痛，足胫部发酸，口渴甚而频频饮水，身热。如邪热与正气相争可致项部疼痛而强直，足胫部酸而发寒，但脚下部却发热，不想说话。病情严重的有项部剧痛而不能活动。每到戊己日主土旺时，病情加重，逢壬癸日水旺日，就可能有大汗。如"气逆"在戊己日就可能死亡。治疗可针刺足少阴和足太阳经的穴位。

肾病腰先痛者，腰为肾之府，又肾脉贯脊会于督之长强穴。胻，肾脉入跟中，以上腨内，太阳之脉亦下贯腨内，腨即胻也；酸，热烁液也。

【解读】　肾热病患者会先出现腰痛，因为腰部是肾脏所在的部位，而且肾经又贯穿背脊而交会于长强穴。肾经从足跟上行到小腿肚处，而足太阳经也向下贯穿人小腿肚。小腿部与足胫相邻，所以肾病在足胫部会发酸。这种发酸是邪热烁伤阴液而造成的。

苦渴数饮，肾主五液而恶燥，病热则液伤而燥，故苦渴而饮水求救也。项，太阳之脉，从巅入络脑，还出别下项。肾病至于热争，脏病甚而移之腑，故项痛而强也。胻寒且酸，胻义见上。

【解读】　肾又主人身的各种津液，最怕津液缺乏，所谓"肾恶燥"。患热病后，津液必然耗伤，所以口渴较甚而喝很多的水以补充津液。足太阳经从头顶部进入脑，再向下行到后项部。肾与膀胱互为表里，肾脏邪热炽盛而与正气相争的，病邪就会波及膀胱腑，所以足太阳膀胱经所经过的项部就会疼痛而强直。足胫部出现发酸发冷的感觉。

寒，热极为寒也；酸，热烁液也。足下热，肾脉从小指之下，邪趋足心涌泉穴，病甚而热也。不欲言，心主言，肾病则水克火也。员员澹澹，状其痛之甚而无奈也。

【解读】　因为热极反而出现了假寒，发酸是邪热烁伤津液所致。因足少阴肾经是从足小趾斜走到涌泉穴，所以肾病较重时会觉足心发热。肾病后可能影响心，即所谓水克火，而心主言，心病后就不想说话。文中所说的员员澹澹，是描述项痛剧烈而又无可奈何的样子。

肝热病者，左颊先赤；心热病者，颜先赤；脾热病者，鼻先赤；肺热病者，右颊先赤；肾热病者，颐先赤。病虽未发，见赤色者刺之，名曰治未病。

【解读】　肝热病患者左颊部先发红，心热病患者颜部先发红，脾热病患者鼻部先发红，肺热病患者右颊部先发红，肾热病患者颐部先发红。往往在疾病还没有发作时就可见到，见不同部位发红的时候就可针刺，称为"治未病"。

此节言五脏欲病之先，必各现端绪于其部分，示人早治，以免热争则病重也。

【解读】　这一节是论述在五脏将要发生热病前，必然会在面部五脏分属的部位出现先兆症状。提示医生要及时治疗，以防止发展到邪热与正气剧烈相争时，病情就严重了。

《热论篇》：帝曰：热病已愈，时有所遗者，何也？岐伯曰：诸遗者，热甚而强食之，故有所遗也。若此者，皆病已衰而热有所藏，因其谷气相薄，两热相合，故有所遗也。

【解读】 《热论篇》中黄帝问：热病愈后有时还会留有一些症状，这是什么原因呢？岐伯说：出现这些情况是因为在热病热势较盛时强使患者进食，所以会留下一些症状。这是因为病情虽然有减轻但仍有邪热内藏，此时如进食，导致谷物与余热互相搏结，余热就会内留而不去，形成一些后遗病证。

帝曰：治遗奈何？岐伯曰：视其虚实，调其逆从，可使必已也。帝曰：病热当何禁之？岐伯曰：病热少愈，食肉则复，多食则遗，此其禁也。

【解读】 黄帝问：如何治疗这些后遗病证呢？岐伯回答说：主要应辨察病证的虚实，纠正阴阳的不调和，一定可以治好。黄帝问：热病有哪些禁忌？峻伯说：热病开始痊愈时，如进食肉类病情就可能反复。这时如进食过多，就会导致各种后遗病证，这些都是热病的禁忌。

此节言热病之禁也，语意自明。大抵邪之着人也，每借有质以为依附，热时断不可食，热退必须少食，如兵家坚壁清野之计，必俟热邪尽退，而后可大食也。

【解读】 这一节论述热病的禁忌，内容很明白。通常病邪侵犯人体往往要借助某些有形的东西作为依附，所以发热时绝对不能随便进食，既使热退后也必须少进食。这正与军事家作战时采用坚壁清野之计以断敌粮草一样。所以一定要在邪热退尽后，然后才能正常进食。

《刺法论》：帝曰：余闻五疫之至，皆相染易，无问大小，病状相似，不施救疗，如何可得不相移易者？岐伯曰：不相染者，正气存内，邪不可干。

此言避疫之道。

【解读】　《刺法论》中黄帝问道：我听说各种疫病的发生，都是人与人之间相互传染，不论年龄的大小，发病后症状都相似。现暂不论救治问题，只是如何才能防止互相传染呢？岐伯回答说：防止互相传染，要保持人体有足够的正气，这样病邪才不能浸犯而发病。

这一节是论述预防疫病发生的原则。

按：此下尚有避其毒气若干言，以其想青气想白气等，近于祝由家言。恐后人附会之词，故节之。要亦不能外"正气存内，邪不可干"二句之理，语意已尽，不必滋后学之惑也。

【解读】　在这段论述下还有"避其毒气"等几句话。因这些内容中有想青气、想白气等一些说法，与祝由家所说的相似，恐怕后人会对此牵强附会，所以就把这些内容删去了。最重要的不外乎保持人体正气强盛，病邪就不能侵犯这两句话，要表达的意思已很清楚了，不必再引起后世学医人的疑惑。

《玉版论要》曰：病温虚甚死。

病温之人，精血虚甚，则无阴以胜温热，故死。

【解读】　《玉版论要》说：凡是患温病的人，如正

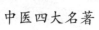

气虚极是一种死证。

患温病的人，如阴血亏虚严重，会导致缺乏阴液制阳热而热势更盛，所以是此证。

《平人气象论》曰：人一呼脉三动，一吸脉三动而躁，尺热曰病温，尺不热脉滑曰病风，脉涩曰痹。

【解读】 《平人气象论》说：患者在一呼之间脉跳动 3 次，一吸之间脉也跳动 3 次，脉象躁动，尺肤又发热，这就是温病。如果尺肤不发热，脉象滑的，是感受风邪所致的病。如果脉象涩而不流利的，是痹证。

呼吸俱三动，是六、七至脉矣，而气象又急躁，若尺部肌肉热，则为病温。盖温病必伤金水二脏之津液，尺之脉属肾，尺之穴属肺也，此处肌肉热，故知为病温。

【解读】 一呼一吸脉都跳 3 次，也就是呼吸一次脉跳六七次，如脉又躁急，前臂至肘部内侧皮肤发热，这是温病的表现。温病必然会耗伤肺与肾这两个金水之脏的津液，而尺脉属肾，尺部的穴位则属肺，所以尺肤部位发热，就可以知道是患了温病。

其不热而脉兼滑者，则为病风，风之伤人也，阳先受之，尺为阴，故不热也。如脉动躁而兼涩，是气有余而血不足，病则为痹矣。

【解读】 如果尺肤不发热，但脉滑，属于风邪为病。风邪侵犯人体多伤于阳部，而尺肤在内侧属阴，所以风邪为病尺肤不发热。如果脉躁动而又兼有涩象，提示气虽有余而阴血不足，所以属于痹证。

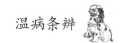

卷一·上焦篇

风温　温热　温疫　温毒　冬温

一、温病者：有风温、有温热、有温疫、有温毒、有暑温、有湿温、有秋燥、有冬温、有温疟。

【解读】　一、所谓温病，包括风温、温热、温疫、温毒、暑温、湿温、秋燥、冬温、温疟等多种疾病。

此九条，见于王叔和《伤寒例》中居多，叔和又牵引《难经》之文以神其说。按时推病，实有是证，叔和治病时，亦实遇是证。但叔和不能别立治法，而叙于《伤寒例》中，实属蒙混，以《伤寒论》为治外感之妙法，遂将一切外感悉收入《伤寒例》中，而悉以治伤寒之法治之。

【解读】　以上所说的9种温病的名称，其中多数在王叔和的《伤寒例》中已有记载。王叔和又引证了《难经》中的条文，作为对这些病名阐述的基础。

他根据四时季节的变化来推断会发生什么疾病，这在实际中是可能的，而王叔和在诊治疾病时，也确实会有在某一季节发生某种疾病的情况。但王叔和并没有能针对各种不同的疾病确立相应的治法，而把这些属于温病的内容放在《伤寒例》中进行论述，实际上是把伤寒与温病混为一谈。王氏以为《伤寒论》中所论及的治法是治疗外感疾病最好的方法，所以就把所有的外感疾病内容都放在《伤寒例》中进行介绍，并且用治疗伤寒的方法来治疗温病。

后人亦不能打破此关，因仍苟简，千余年来，贻患无穷，皆叔和之作俑，无怪见驳于方有执、喻嘉言诸公也。然诸公虽驳叔和，亦未曾另立方法，喻氏虽立治法，仍不能脱却伤寒圈子，弊与叔和无二，以致后人无所遵依。

【解读】　王氏以后的历代医家，都不能打破这一个框框，还是按这一说法沿袭下来，已有1000多年，它的危害实在是太大了。追究原因，是因为王叔和开了一个不好的先例，所以明代方有执和清初的喻嘉言等医家对王氏进行批驳，也就不足为怪了。但方、喻等医家虽然批驳了王氏的说法，却没有另外提出治疗温病的方法。喻嘉言虽然自认为订立了治疗温病的方法，而实际上，他所用的方法仍没有能摆脱治疗伤寒的老框框，与王叔和的不足处没有什么不同，因而后世对于温病的治疗方法仍然不能有所依据。

本论详加考核，准古酌今，细立治法，除伤寒宗仲景法外，俾四时杂感，朗若列眉；未始非叔和有以肇其端，东垣、河间、安道、又可、嘉言、天士宏其议，而瑭得以善其后也。

【解读】　在而本书对温病的治法进行广泛详细的考指，广泛地吸取了古今医家的有关论述，很认真地制定了治疗温病的各种方法。

书中除了对伤寒的治法仍是遵照张仲景《伤寒论》中所提出的治法外，对各种感受四时不同病邪所发生的温病也提出了相应的治法，而且力求使这些治法眉目清楚、互不混淆。

然而，我之所以能这样做，与王叔和首先提出了与伤寒不同的多种温病名称，以及以后历代医家，如李东垣、刘河间、王安道、吴又可、喻嘉言、叶天士等所作的进一步阐发是分不开的，我只是在他们的基础上，使这些理论和治法更加完善而已。

风温者，初春阳气始开，厥阴行令，风夹温也。温热者，春末夏初，阳气弛张，温盛为热也。温疫者，厉气流行，多兼秽浊，家家如是，若役使然也。

【解读】　以上所说的9种温病，它们的发生都与特定的季节气候或某些致病特点有一定的关系。如风温的发生，是因为初春季节，自然界的阳气开始发动，主令之气为厥阴风木，这时气候已转温，所以风易夹温而形成风热病邪，这一病邪多先犯于肺卫，即可引起风温。温热的发生，是因为春末夏初，自然界的阳热之气已发动，气候由温而转热，所以容易形成温热病邪，这种病邪往往可以直接犯于气分或营血分，从而引起温热。温疫的发生特点是由于感受了疫疠之气，这种疫疠之气每兼夹有秽浊，在发病后，可以相互传染而造成流行，以致家家都有人发病，病情也相似，如同每家要分摊劳役一般，所以就称为温疫。

温毒者，诸温夹毒，秽浊太甚也。暑温者，正夏之时，暑病之偏于热者也。湿温者，长夏初秋，湿中生热，即暑病之偏于湿者也。秋燥者，秋金燥烈之气也。

【解读】 所谓温毒，是由于在温邪之中夹有毒邪，也就是其中秽浊尤重，所以在患病后，可致头面肿大，或咽喉肿痛腐烂，或皮肤红肿发斑。而暑温是在盛夏时节，感受暑邪中热较偏盛的一种病邪，即暑热病邪而发生的疾病。湿温则是在夏末秋初的长夏季节，因天暑下迫，地湿上蒸，感受了暑邪中湿较偏盛的一种病邪，即湿热病邪而发生的疾病。另有秋燥，是在秋季天高气爽、气候干燥的情况下，感受了燥邪而引起的疾病。

冬温者，冬应寒而反温，阳不潜藏，民病温也。温疟者，阴气先伤，又因于暑，阳气独发也。

【解读】 而冬温，是冬季气候应寒冷而反常地温暖，自然界的阳气不能潜藏，也形成了风热病邪，如感受了这种病邪，就能引起与风温表现相似的一种疾病。还有一种温疟，是因人体的阴气先已耗伤，在夏季又感受了暑邪而发生的一种疟疾，因主要表现为阳热亢盛，所以在发病后只发热而不恶寒。

按：诸家论温，有顾此失彼之病，故是编首揭诸温之大纲，而名其书曰《温病条辨》。

【解读】 按：各位医家对温病的论述，往往顾此失彼，不够全面，所以我在编写本书时，首先把各种温病的基本概念提出来，作为一个大纲，然后再逐一进行论述，并命名本书为《温病条辨》。

二、凡病温者，始于上焦，在手太阴。

伤寒由毛窍而入，自下而上，始足太阳。足太阳膀胱属水，寒即水之气，同类相从，故病始于此。古来但言膀胱主表，殆未尽其义。

【解读】 二、大凡温病的病邪多从口鼻而入，所以首先犯于上焦手太阴肺经。伤寒与温病有所不同。伤寒是感受寒邪而发病，寒邪一般通过肌表的毛窍而侵犯人体。寒邪首先犯下足太阳膀胱经，膀胱属水，水气寒的性质有类似之处，所以寒邪先犯于膀胱经也是一种"同类相从"，因而伤寒发病多从膀胱经开始。又因膀胱经属于足经，足在人体下部，所以伤寒的发生可以说是自下而上。但自古以来都说足太阳膀胱经主表，所以外邪入侵失犯于膀胱经。这一种说法是不全面的，没有把道理讲透彻。

肺者，皮毛之合也，独不主表乎！（按人身一脏一腑，主表之理，人皆习焉不察。以三才大道言之：天为万物之大表，天属金，人之肺亦属金，肺主皮毛，经曰皮应天，天一生水；地支始于子，而亥为天门，乃贞元之会；人之膀胱为寒水之腑；故俱同天气，而俱主表也。）

【解读】 以肺而言，《内经》中已提出：肺与皮毛相合，所以肺不也是主表的吗？（按：人身的一脏一腑，即肺与膀胱都主表，这个道理人们都学习过，但并没有进行深入的探讨。从天、地、人这"三才"的大道理来说，天是万物最大的表，而天从五行属性来说是属金的，肺的五行属性也是金，所以肺也主表，在人身来说，就是主皮毛。《内经》中说：皮毛与天相应，天一生水。地支是从子开始的，而从八针方位来看，亥处于西北，为乾，乾为

49

天，所以亥称为天门，是贞元之气会聚的地方。人的膀胱属于寒水之腑，与肺同属于天之气，所以肺和膀胱都主人身之表）。

治法必以仲景六经次传为祖法。温病由口鼻而入，自上而下，鼻通于肺，始手太阴。太阴金也，温者火之气，风者火之母，火未有不克金者，故病始于此，必从河间三焦定论。

【解读】 温病则是感受温邪而发病的，温邪一般是通过口鼻而侵犯人体，口鼻在上，所以说温病的发生是从上而下。鼻与肺气相通，所以温邪从口鼻而入就是从手太阴肺经开始发病。手太阳属金，而温邪属于一种火热性质的病邪，风又为火之母，从五行的生克关系来说，火邪都是要克金的，所以温病的发病就开始于上焦手太阴肺经。由此可见，温病的发病，应按刘河间关于三焦病位划分的论述。

再寒为阴邪。虽《伤寒论》中亦言中风，此风从西北方来，乃凓发之寒风也，最善收引，阴盛必伤阳，故首郁遏太阳经中之阳气，而为头痛、身热等证。

【解读】 另一方面，寒邪属于一种阴邪，在《伤寒论》中虽然还提到了中风，促这种风是从西北方向来的，也就是一种寒风，性质收引。阴寒之气盛后必然会损伤人体的阳气，以感受寒邪而言，首先是郁遏太阳经中的阳气，从而发生头痛、身热等症状。

太阳阳腑也，伤寒阴邪也，阴盛伤人之阳也。温为阳邪，此论中亦言伤风，此风从东方来，乃解冻之温风也，最善发泄，阳盛必伤阴，故首郁遏太阴经中之阴气，而为咳嗽、自汗、口渴、头痛、身热、尺热等证。太阴阴脏也，温热阳邪也，阳盛伤人之阴也。阴阳两大法门之辨，可了然于心目间矣。

【解读】 足太阳膀胱经属阳、属腑，伤寒所感受的寒邪则属于阴邪，阴寒盛就要损伤人体的阳气。温邪属于阳邪，在本书中也论及风邪为病，但这种风是属于从东方来的风，也就是一种能解冻的温暖之风。以温邪来说，性质最善于发泄，阳热盛后必然会耗伤阴液。所以在感受温邪后，首先都遏手太阴经中的阴气，出现咳嗽、自汗、口渴、身热、尺肤热等症状。手太阴肺经属阴、属脏，而温邪性质多属阳，会引起人体阳热亢盛，所以必然要耗伤人体的阴液。如能辨明伤寒与温病属阴属阳、伤阴伤阳的两大门类之不同所在，自然心中明了而不致混淆。

夫大明生于东，月生于西，举凡万物，莫不由此少阳、少阴之气以为生成，故万物皆可名之曰东西。人乃万物之统领也，得东西之气最全，乃与天地东西之气相应。

【解读】 太阳是从东方升起来的，月亮则是先见于西方。天地万物都是由东方属少阳的太阳和西方属少阴的月亮所生成的，所以万物都可称为"东西"。人是世上万物的统领，得到太阳和月亮之气最为完全，与天地的东方和西方之气相互呼应。

其病也，亦不能不与天地东西之气相应。东西者，阴阳之道路也。由东而往，为木、为风、为湿、为火、为热，湿土居中，与火交而成暑，火也者，南也。由西而往，为金、为燥、为水、为寒，水也者，北也。水火者，阴阳之征兆也；南北者，阴阳之极致也。

【解读】 人们如果得了疾病，也不能不与天地东方和西方之气相应。东与西可看做是阴阳运动的道路：由东而往，其属性与木、风、湿相应。湿土在五行方位上居于中央，如与火热相交就成为暑，火，在五行方位上属于南方。另一方面，由西而往，其属性与金、燥、寒相应。水，在五行方位上属于北方。水与火，这两者可看做是阴阳的象征，而南北则可以看做是阴阳的极端。

天地运行此阴阳以化生万物，故曰天之无恩而大恩生。天地运行之阴阳和平，人生之阴阳亦和平，安有所谓病也矣！

【解读】 天地自然界的运行实际就反映了阴阳的运动与变化，这种运动与变化产生和滋养了天地万物。所以可以说，天地的恩惠似乎不能明显地看出来，而实际上却是对世间万物和人类有着莫大的恩惠。

天地与人之阴阳，一有所偏，即为病也。偏之浅者病浅，偏之深者病深；偏于火者病温、病热、偏于水者病清、病寒，此水火两大法门之辨，医者不可不知。

【解读】 如天地运行的阴阳和平协调，人体的阴阳也就和平协调，这样怎么会发生各种疾病呢？相反，如天地和人体的阴阳发生了偏差，就能引起疾病。如这种偏差较小，发生的疾病就轻，如所发生的偏差较大，所发生的疾病也就较为严重。如人体内的火热偏盛，就会发生温热性质的疾病；如人体内的水湿偏盛，就会发生阴寒性质的疾病。这是由水和火两类不同性质病邪所引起的两大类疾病主要区别所在，作为医生来说，是不能不知道的。

烛其为水之病也，而温之、热之；烛其为火之病也，而凉之、寒之，各救其偏，以抵于平和而已。

【解读】 对疾病来说，如辨明是属于寒水为病，治疗就要用性质温热的方药；如辨明是属于火热为病，治疗就要用性质寒凉的方药，这是用药物性质的偏颇来纠正人体病后阴阳的偏颇失调，以恢复阴阳的正常平衡协调。

非如鉴之空，一尘不染，如衡之平，毫无倚着，不能暗合道妙，岂可各立门户，专主于寒热温凉一家之论而已哉！瑭因辨寒病之原于水，温病之原于火也，而并及之。

【解读】 作为一个医生，假如没有像镜那样如明空般清澈，一尘不染，或像秤杆一样持平，毫无偏倚，就不可能明了合乎天地万物阴阳运行的深奥道理，又怎么不会各自持门户之见，或固执于用寒凉，或固执于用温热呢？所以我特意辨明伤寒的病原在水寒，而温病的病原在火热，而且把天地人体的阴阳道理一并进行了论述。

三、太阴之为病，脉不缓不紧而动数，或两寸独大，尺肤热，头痛，微恶风寒，身热，自汗，口渴，或不渴，而咳，午后热甚者，名曰温病。

【解读】 三、温邪侵犯手太阳肺经所发生病变的主要表现是：脉象不浮缓、不浮紧，而是躁动快速，或两手的寸部脉比关、尺部明显大而有力，尺肤部发热，头痛，有轻微的怕风、怕冷感觉，全身发热，有汗，口渴，但也可口不渴，咳嗽，发热在午后较明显。这类疾病就称为温病。

不缓，则非太阳中风矣；不紧，则非太阳伤寒矣；动数者，风火相煽之象，经谓之躁；两寸独大，火克金也。

尺肤热，尺部肌肤热甚，火反克水也。

【解读】 脉浮缓是感受风寒病邪而发生太阳重风证的典型脉象，现脉象不浮缓，表明不是太阳中风；脉浮紧是感受风寒病邪而发生太阳伤寒证的典型脉象，现脉象不浮紧，表明也不是太阳伤寒。现见脉象躁动而快速，提示是邪热较盛，即风邪与火热之邪相合为患，在《内经》中这种脉象称为"躁"。右脉的寸部是肺部病变的主要表现部位，两寸脉特别大而有力，反映了火热之邪犯于肺经，即所谓"火克金"。尺肤部发热较甚，是火热耗伤阴液的表现，从五行生克关系来说，就是"火反克水"。

头痛、恶风寒、身热自汗、与太阳中风无异，此处最足以相混，于何辨之？于脉动数，不缓不紧，证有或渴、或咳、尺热，午后热甚辨之。

【解读】 头痛、怕风怕寒、身发热、出汗等症状，与太阳中风证很相似，在临床上最容易混淆，应该从哪些方面来进行辨别呢？辨别的要点在于，温病邪犯手太阴肺经的主要脉象是：脉躁动而快速，而不是浮缓或浮紧；主要症状是：或有口渴，或咳嗽，尺肤灼热，发热以午后为甚等。所以温病与伤寒的太阳中风证可据此作鉴别。

太阳头痛，风寒之邪，循太阳经上至头与项，而项强头痛也。太阴之头痛，肺生天气，天气郁，则头亦痛也，且春气在头，又火炎上也。

【解读】 伤寒太阳病证有头痛，这是因为风寒病邪循足太阳膀胱经从下而上行到头项部，所以患者会有项强、头痛的症状。温邪侵犯手太阴肺经也会出现头痛，这是因为肺主呼吸之气，与自然界的气是相通的，如自然界的气郁遏不畅，肺经之气的运行也会郁阻，从而发生头痛；另一方面也与所感受的火热之邪上炎于头有关。

吴又可谓浮泛太阳经者，臆说也。伤寒之恶寒，太阳属寒水而主表，故恶风寒；温病之恶寒，肺合皮毛而亦主表，故亦恶风寒也。

【解读】 吴又可在《温疫论》中提出因温病发生头痛是因为邪气浮泛于太阳经脉的缘故，这只是一种猜测而已。伤寒病患者有明显的怕风、怕寒感觉，这是因为足太阳膀胱经属寒水并主一身之表，所以风寒病邪侵犯太阳后，会有明显的怕风、怕寒感觉。肺主皮毛，与卫气相通，也主人身之表，温病初起病在手太阴肺经时，病邪与卫气相争，致卫气不能正常地温养体表肌肤，所以也会发生怕风、怕冷，但程度较感受风寒病邪要轻一些。

太阳病则周身之阳气郁，故身热；肺主化气，肺病不能化气，气郁则身亦热也。太阳自汗，风疏卫也；太阴自汗，皮毛开也，肺亦主卫。渴，火克金也。咳，肺气郁也。午后热甚，浊邪归下，又火旺时也，又阴受火克之象也。

【解读】 伤寒太阳病的患者因全身的卫阳之气被寒邪所郁闭，郁久而发热，所以会有身热的症状。温病邪在手太阳肺经，肺主一身气化，如肺经有病邪，就不能正常化气，气机郁滞而致卫气不能泄越，也会发热。感受寒邪后所发生的太阳中风病证所出现的自汗，是因为风邪性主泄越，导致卫气不能固表的缘故。温病邪在手太阴肺经所发生的自汗，是由于肺主皮毛，又主卫气，如邪在肺经、可使皮毛、腠理疏泄，卫气失于固摄的缘故。温病所出现的口渴，是因为火热之邪耗伤了阴液所引起的，即所谓"火克金"；咳嗽则是肺气郁闭不能宣肃所致；午后发热更甚，是以为午后为火旺之时，有助于火热的邪势，另一方面，也是阴液被火热之邪耗伤的一种征象。

四、太阴风温、温热、温疫、冬温，初起恶风寒者，桂枝汤主之；但热不恶寒而渴者，辛凉平剂银翘散主之。温毒、暑温、湿温、温疟，不在此例。

【解读】　四、温邪犯于手太阴肺经，不论发生于风温、温热、温疫、冬温，如初起时有较明显的怕风或怕冷症状，里热不明显的，治疗方法可以桂枝汤为主，如只发热而没有怕风、怕冷症状，并有口渴的，治疗就须以辛凉平剂银翘散为主。至于温毒、暑温、湿温、温疟等病，因病机有所不同，所以不能按上例治疗。

按仲景《伤寒论》原文，太阳病（谓如太阳证，即上文头痛、身热、恶风、自汗也），但恶热不恶寒而渴者，名曰温病，桂枝汤主之。盖温病忌汗，最喜解肌。桂枝本为解肌，且桂枝芳香化浊，芍药收阴敛液，甘草败毒和中，姜、枣调和营卫，温病初起，原可用之。此处却变易前法，恶风寒者主以桂枝，不恶风寒主以辛凉者，非敢擅违古训也。

【解读】　张仲景所说的不怕风、怕冷，不是完全不怕风、怕冷，在病的初起时，也会有怕风、怕冷症状的，只是到了化热之后，怕风、怕冷的症状就消失了。在古文中，因为文字简练、质朴，因而就略而未论。另一方面，这也是针对太阳病中风在发热的同时会有怕风、怕冷的症状而言的，所以就没有必要再进行详细交待了。

盖寒水之病，冬气也，非辛温春夏之气不足以解之，虽曰温病，既恶风寒，明是温自内发，风寒从外搏，成内热外寒之证，故仍旧用桂枝辛温解肌法，俾得微汗，而寒热之邪皆解矣。

【解读】 伤寒属于感受寒邪而致病，寒为冬季主气，属水，所以对伤寒的治疗，必须用辛温这种属春夏温暖性质的方药来治疗，才能驱除寒冷之气。而对《伤寒论》中所说的温病来说，既然有明显的怕风、怕冷症状，而这种温病的发热是自内而外发，同时又有风寒从外侵袭，因而形成了内热外寒的病证，所以对这种病证还可以用桂枝汤辛温解肌，用药后患者能微微汗出，使内热外寒之邪都能得到解除。

温热之邪，春夏气也，不恶风寒，则不兼寒风可知，此非辛凉秋金之气不足以解之，桂枝辛温，以之治温，是以火济火也，故改从《内经》"风淫于内、治以辛凉、佐以苦甘"法。

【解读】 手太阳肺经的温病则是感受了春夏季的湿热之邪而发病的，在发病初起不怕风、怕冷，说明没有兼夹风寒之邪。对这种病证必须用辛凉这种属秋季凉爽性质的方药来治疗，才能清退温热之气。桂枝汤虽为解肌透邪的方剂，但毕竟属辛温性质，如用于这种病证，等于是用火来助长火势，必然会引起许多变证。因而，治疗这种病证，应改用《内经》中所说的"风淫于内，治以辛凉，佐以苦甘"的方法，这也就是用银翘散所遵循的治疗原则。

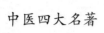

桂枝汤方

桂枝（六钱）芍药（炒，三钱）炙甘草（二钱）生姜（三片）大枣（去核，二枚）

煎法服法，必如《伤寒论》原文而后可，不然，不惟失桂枝汤之妙，反生他变，病必不除。

【解读】　桂枝汤方

桂枝10克芍药（炒）9克炙甘草6克生差3片大枣（去核）2枚，上方的煎法和服法，必须按照《伤寒论》原文中所说的去做，不然的话，就失去了桂枝汤作用的妙处，甚至还会产生其他不良反应，疾病也不会治好。《伤寒论》原文强调指出，在服桂枝汤后，应吃些热粥以助药力，还要适当地覆盖些衣被，使全身微微汗出，但也不能出汗太多。如服1次后，汗出病解，就不要再服；如没有汗出，可以再次服用。在服药后，要禁食生冷、肥腻、辛辣、酒、肉、臭恶等食物。

辛凉平剂银翘散方

连翘（一两）银花（一两）苦桔梗（六钱）薄荷（六钱）

竹叶（四钱）生甘草（五钱）芥穗（四钱）淡豆豉（五钱）牛蒡子（六钱）

【解读】　辛凉平剂——银翘散方

连翘金银花各15克苦桔梗牛蒡子薄荷各9克淡竹叶荆芥穗淡豆豉各8克生甘草5克

上杵为散，每服六钱，鲜芦根汤煎，香气大出，即取服，勿过煎。肺药取轻清，过煮则味厚而入中焦矣。

【解读】　把以上药物捣为粗末，每次用时取18克，先用鲜芦笋根煎汤取汤加入上述药物煎煮，等沸后闻到药的香气大出时，就可以服用，切勿过分地煎煮。这是因为，治疗肺经病变的药物宜取其轻清之气，如过分煎煮，药物的味较重而气多挥发，作用就偏向于中焦，上达肺经的药气就少了。

病重者，约二时一服，日三服，夜一服；轻者三时一服，日二服，夜一服；病不解者，作再服。盖肺位最高，药过重则过病所，少用又有病重药轻之患，故从普济消毒饮时时清扬法。

【解读】　服药的次数可根据病情而定：如病较重的，可4个小时服1次，即白天服3次、夜里服1次；病较轻的，可6小时服1次，即白天服2次，夜里服1次。如服1剂后病仍未愈，可再次服用。这是因为，肺经病变的位置最高，所用的药物如过重，就不能上达于肺而下行，即所谓药过病所。但如用药过轻，又不能达到治病的效果，所谓病重药轻，所以采用了普济消毒饮用药较为轻扬，而又时时分服的方法。

今人亦间有用辛凉法者，多不见效，盖病大药轻之故，一不见效，随改弦易辙，转去转远，即不更张，缓缓延至数日后，必成中下焦证矣。

【解读】　现在有些医家也有用辛凉的办法来治病的，但是多数不能见效，其原因主要是由于病重而药轻，但医家不知道这个原因，而是一见没有取得效果，就改弦易辙，不再用辛凉之法，以致与治病的目的越来越远。有的医家即使没有改变治疗方法，但仍用经描淡写的方剂，以致延缓了治疗时机，病也不能得愈，就有可能向中焦、下焦传变，病情更趋严重。

胸膈闷者，加藿香三钱、郁金三钱，护膻中；渴甚者，加花粉；项肿咽痛者，加马勃、元参；衄者，去芥穗、豆豉，加白茅根三钱、侧柏炭三钱、栀子炭三钱；咳者，加杏仁利肺气；二、三日病犹在肺，热渐入里，加细生地、麦冬保津液；再不解，或小便短者，加知母、黄芩、栀子之苦寒，与麦、地之甘寒，合化阴气，而治热淫所胜。

【解读】　临床上用银翘散应根据病情进行灵活的加减。如兼有浊邪郁阻气机而导致胸膈部闷满不舒，可加藿香、郁金各9克，以芳香化浊、保护膻中；如兼有口渴较甚，可加天花粉9克；如兼有颈项与咽喉肿痛，可加用马勃、玄参；如兼有衄血，原方中去荆芥、淡豆豉，加入白茅根、侧柏叶炭、栀子炭各9克；兼有咳嗽，加用苦杏仁以宣通肺气；如病已有二三日，病变的重心仍在肺，而邪热已渐渐深入，有入营分而耗伤营阴的趋势，可加入麦冬、生地黄以保护阴液；如热势再不得解，或小便短少，就可加入知母、黄芩、栀子等苦寒清热药，并与麦冬、生地黄等甘寒药互相配合，达到甘苦合化阴气而治疗热邪亢盛的作用。

方论：按温病忌汗，汗之不惟不解，反生他患。盖病在手经。徒伤足太阳无益；病自口鼻吸受而生，徒发其表亦无益也。且汗为心液，心阳受伤，必有神明内乱、谵语癫狂、内闭外脱之变。再，误汗虽曰伤阳，汗乃五液之一，未始不伤阴也。

【解读】　方论：温病由于是感受温邪为患，所以对温邪初犯的表证忌用辛温发汗的方法，如误用发汗法，非但不能解除温邪，还会发生其他变证。这是因为，温病初起病位在手太阴肺经，而辛温解表是用于寒邪犯于足太阳膀胱经的治法，误用就会对人体造成伤害。

另一方面，温邪是从口鼻吸入而使人发病的，如仅用发汗解表的方法，也不能祛除侵入肺经的病邪，对于治疗并无益处。而且汗又称心液，如用辛温发汗导致汗出过多，就会伤及心阳。

心是主宰人的思维、意识活动的重要脏器，一旦受伤，必然会导致思维、意识的错乱，从而发生说胡话、精神异常有如癫狂，甚至还会出现内闭外脱等危重的变证。再说，汗为人体五液之一，误用辛温发汗法，在伤及心阳的同时，汗出太多而耗伤了大量的阴液，也导致了人体阴液的不足。

《伤寒论》曰："尺脉微者为里虚，禁汗，"其义可见。其曰伤阳者，特举其伤之重者而言之耳。温病最善伤阴，用药又复伤阴，岂非为贼立帜乎？

【解读】 《伤寒论》说："尺脉微弱的人，为体内亏虚的表现，禁用汗法。"所说的意思是很明白的。前面之所以要先谈误汗伤心阳，是为了强调误汗所引起的后果中较严重的一种情况，并不是说误汗就不伤阴了。实际上，温病是最容易发生阴液损伤的，如误用药物后更进一步造成阴液的损伤，岂不是助纣为虐而加重病情吗？

此古来用伤寒法治温病之大错也。至若吴又可开首立一达原饮，其意以为直透膜原，使邪速溃，其方施于藜藿壮实人之温疫病，容有愈者，芳香辟秽之功也；若施于膏

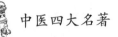

梁纨绔，及不甚壮实人，未有不败者。

【解读】 用辛温解表的方法治疗温病初起的表证，这是自古以来许多医家用治伤寒的方法来治温病的一种错误方法。至于吴又可在《温疫论》中所列的第一个方剂"达原饮"，原意是认为这个方剂可以直接透达膜原，使伏于脂原的病邪能迅速去除。这个方子用于平时从事体力劳动、身强力壮的温病患者，或许能奏效而得到痊愈，这是因为这一方子有芳香辟秽的作用。但对于生长于富贵人家的，或平素身体不太强壮的湿病患者，就没有不失败的。

盖其方中首用槟榔、草果、厚朴为君。夫槟榔，子之坚者也，诸子皆降，槟榔苦辛而温，体重而坚，由中走下，直达肛门，中下焦药也；草果亦子也，其气臭烈大热，其味苦，太阴脾经之劫药也；厚朴苦温，亦中焦药也。

岂有上焦温病，首用中下焦苦温雄烈劫夺之品，先劫少阴津液之理！知母、黄芩，亦皆中焦苦燥里药，岂可用乎？况又有温邪游溢三阳之说，而有三阳经之羌活、葛根、柴胡加法，是仍以伤寒之法杂之，全不知温病治法，后人止谓其不分三焦，犹浅说也。

【解读】 这是因为达原饮中首先选用槟榔、草果、厚朴为主药，而槟榔是果实类药物中质地较为坚硬的一种，各种果实类药物都只有沉降的性质。槟榔性味苦、辛而性温，加上又具有质地沉重而坚硬的性质，所以沉降的作用更强，能够由中焦直走下焦而到达肛门，可以看做是中、下焦的药物。草果也是一种果实，气味极其强烈，性太热而味苦辛，具有很强的祛除足太阴脾经湿邪的作用。

厚朴味苦性温，这两种都是中焦的药物。所以，怎么会温病邪在上焦手太阴肺而首先用味苦性温热、作用峻猛，易耗劫阴液的中下焦药物，在治疗之初就耗伤足少阴肾经阴液的道理呢？另一方面，方中的知母、黄芩，也都属于味苦性燥的中焦药物，怎么可以用于肺经的病证呢？吴又可在《温疫论》中又提出温邪淤溢于三焦的说法，针对病邪游溢在三阳经的不同而加用不同的药物：如在太阳经的，加用羌活；在阳明经的，加用葛根；在少阳经的，加用柴胡等，这些治法实质上仍是夹杂了治疗伤寒的方法，完全不知道对温病应采用的治法。

其三消饮加入大黄、芒硝，惟邪入阳明，气体稍壮者，幸得以下而解，或战汗而解，然往往成弱证，虚甚者则死矣。况邪有在卫者、在胸中者、在营者、入血者，妄用下法，其害可胜言耶？

【解读】　后人有评论吴又可的这种治法是没有分清三焦病位，这还是较为肤浅的说法，并没有真正把吴又可的不足之处指出来：在《温疫论》中还有三消饮加用大黄、芒硝的用法，这对于病邪犯于阳明，体质较壮、正气较盛的温病患者，侥幸有通过攻下或经过战汗而得到治愈的，但往往可使患者的正气大伤而转为虚弱之证，如果虚弱情况较严至，就会导致死亡。何况湿病的病邪有的在卫分，有的在胸中，有的在营分，有的则深入血分，怎么可以乱用攻下的方法而造成不可胜言的危害呢？

岂视人与铁石一般，并非气血生成者哉？究其始意，原以矫世医以伤寒法治病温之弊，颇能正陶氏之失，奈学未精纯，未足为法。至喻氏、张氏多以伤寒三阴经法治温病，其说亦非，以世医从之者少，而宗又可者多，故不深辨耳。

【解读】 岂能把由气血生成的人体当做铁人一样来任意攻伐呢？

推想吴又可的原意，可能是为了纠正世俗医生用治疗伤寒之法来治温病的弊病，也是为了纠正陶节庵所论的失误，但因吴氏的学术造诣还不够精深，所以他的立法用药尚不能为后世医家所效法。至于喻嘉言、张石顽等医家，大多是用治疗伤寒三阴经病证的方法来治温病，这种认识明显是错误的，所以后世很少有效法的，但信奉吴又可学说的人还是比较多的，因而我在这里对喻氏、张氏的错误就不再详细地进行辨驳了。

本方谨遵《内经》"风淫于内，治以辛凉，佐以苦甘；热淫于内，治以咸寒，佐以甘苦"之训（王安道《溯洄集》，亦有温暑当用辛凉不当用辛温之论，谓仲景之书，为即病之伤寒而设，并未尝为不即病之温暑而设。张凤逵集治暑方，亦有暑病首用辛凉，继用甘寒，再用酸泄酸敛，不必用下之论。皆先得我心者）。

【解读】 银翘散的组成完全遵照了《内经》中所提出的"风淫于内，治以辛凉，佐以苦甘；热淫于内，治以咸寒，佐以甘苦"的原则。（在元代王安道的《医经溯洄集》中也提出了对温病、暑病的治疗应当用辛凉而不可用辛温的观点，认为张仲景《伤寒论》的内容，是为冬季感受寒邪后立即发病的伤寒而立法用药的，并没有为冬伤于寒邪，当时没有发病，而到春夏季内伏的病邪化热而内发的温病与暑病设立治法处方。明代张凤逵收集了各种治疗暑病的方剂，并提出了"治疗暑病的大法，首先是用辛凉清热，继则用比寒清热生津，再用苦酸泄热或酸甘敛津，一般不必使用攻下的方法"。这些观点我很赞成，都是在我之先就提出来的。)

又宗喻嘉言芳香逐秽之说，用东垣清心凉膈散，辛凉苦甘。病初起，且去入里之黄芩，勿犯中焦；加银花辛凉，芥穗芳香，散热解毒；牛蒡子辛平润肺，解热散结，除风利咽；皆手太阴药也。

【解读】 该方的组成上也遵循了喻嘉言芳香逐秽的理论，并取李东垣清心凉膈散辛凉苦甘的组方意义。因温病初起，病邪在表，所以去原方中治疗里热的黄芩，以免过于苦寒而伤及中焦。加用的金银花具有辛凉的性质，荆芥穗气味芳香，二味药合用能祛除热毒；牛蒡子性平而味辛，能祛风利咽润肺，解除热毒之蕴结。以上药物都能治疗手太阳肺经的病变，与本病证的性质颇为贴切。

合而论之，经谓"冬不藏精，春必温病"，又谓"藏于精者，春不病温"，又谓"病温虚甚死"，可见病温者，精气先虚。此方之妙，预护其虚，纯然清肃上焦，不犯中下，无开门揖盗之弊，有轻以去实之能，用之得法，自然奏效，此叶氏立法，所以迥出诸家也。

【解读】 结合历代医家的论述，《内经》中说"冬季不能保养收藏好精气，到春天就可能患温病"；又说"如果冬季能保养收藏好精气，到春天就不轻易得温病"；还说"患温病后，如虚衰特别严重的，就可能导致死亡"。由此可见，患温病的人，一般都是先有精气的不足。而银翘散组方的妙处，主要在于它能预先顾护人体精气，不使精气被温邪耗伤。它的作用足能够肃清上焦肺经的温邪，而不影响到中焦和下焦，所以没有开门揖盗、使病邪向中下焦发展的弊病。这一方剂用药虽轻，但通过轻清宣散却能法除邪实，只要使用得法，自然可以奏效。这就是叶天士治疗温病在立法用药方面明显高出于其他医家之处。

五、太阴温病，恶风寒，服桂枝汤已，恶寒解，余病不解者，银翘散主之；余证悉减者，减其制。

太阴温病，总上条所举而言也。恶寒已解，是全无风寒，止余温病，即禁辛温法，改从辛凉。减其制者，减银翘散之制也。

【解读】 五、邪犯手太阴肺经的湿病，在初起时怕风、恶寒的表现较明显，服用桂枝汤后，怕风、恶寒的症状已去除了，但其他如发热、口渴等症状仍然未能解除，这时就应当用银翘散。如发热、口渴等症状较轻的，可以把银翘散的用量减少。

这里所说的手太阳肺经的温病，包括了在上条中所说的风温、温热、温疫、冬温等几种温病。所谓在服桂枝汤后怕风、恶寒的症状已解，表明此时在表已不存在风寒之邪，只有温邪在肺经的表现，所以治疗就不能再用辛温发汗的方法，而应改用辛凉的方剂，如银翘散。对邪在肺经而病情较轻者，把银翘散的用量减少，就是所谓的"减其制"。

六、太阴风温，但咳，身不甚热，微渴者，辛凉轻剂桑菊饮主之。咳，热伤肺络也。身不甚热，病不重也。渴而微，热不甚也。恐病轻药重，故另立轻剂方。

【解读】 六、风温病邪在手太阴肺经，表现为咳嗽较剧，身热不甚，口微渴的，可用辛凉轻剂桑菊饮治疗。上文说到的咳嗽是因为风热之邪客于肺，致使肺络受伤、肺气不宣而引起的。身热不甚，标志着病情不重；而口渴轻微，则表明了邪热耗损津液的程度不重。因病情较轻，恐怕用银翘散过重，所以另外再制定一个作用轻轻的方剂来治疗。

辛凉轻剂桑菊饮方

杏仁（二钱）连翘（一钱五分）薄荷（八分）桑叶（二钱五分）菊花（一钱）苦梗（二钱）甘草（八分）苇根（二钱）

水二杯，煮取一杯，日二服。二、三日不解，气粗似喘，燥在气分者，加石膏、知母；舌绛暮热，甚燥，邪初入营，加元参二钱；犀角一钱；在血分者，去薄荷、苇根，加麦冬、细生地、玉竹、丹皮各二钱；肺热甚加黄芩；渴者加花粉。

【解读】 辛凉轻剂——桑菊饮方

苦杏仁苦桔梗芦根各6克连翘5克薄荷205克桑叶8克菊花3克

上药用水2杯，煎煮成1杯。1日服2次。如用药二三日后病情仍未解，反而出现呼吸气息粗大如喘息一般，这是燥热犯于肺经气分所致，方中可加入石膏、知母；如见舌红绛而傍晚身热较甚，口中较干燥的，这是病邪深入到营分的表现，可加用玄参6克、犀角3克；如病邪更深入到血分的，在上方中去掉薄荷、芦根，加入麦冬、细生地黄、玉竹、牡丹皮各6克；如肺热较甚的，可加入黄芩；如口渴较明显的，加入天花粉。

方论：此辛甘化风、辛凉微苦之方也。盖肺为清虚之脏，微苦则降，辛凉则平，立此方所以避辛温也。今世金用杏苏散通治四时咳嗽，不知杏苏散辛温，只宜风寒，不宜风温，且有不分表里之弊。此方独取桑叶、菊花者，桑得箕星之精，箕好风，风气通于肝，故桑叶善平肝风；春乃肝令而主风，木旺金衰之候，故抑其有余，桑叶芳香有细毛，横纹最多，故亦走肺络而宣肺气。菊花晚成，芳香味甘，能补金水二脏，故用之以补其不足。风温咳嗽，虽系小病，常见误用辛温重剂销铄肺液，致久嗽成劳者不一而足。圣人不忽于细，必谨于微，医者于此等处，尤当加意也。

【解读】 （方论）银翘散是一首由辛甘、辛凉而微苦的药物组成的祛除风热的方剂。因为肺是一个清虚的脏器，当感受风热后，用微苦之药可使肺气下降，用辛凉之药可使肺气得平，制定这个方剂是为了避免用辛温的药物助长热势。当今的医生都是用杏苏散来治疗四时发生的各种咳嗽，并不知道杏苏散的性质是辛温的，只适宜于感受风寒而引起的咳嗽，而不能用于因感受风热而导致的咳嗽。

另一方面，杏苏散所治疗的咳嗽病邪偏于在里，所以对以病邪在表而引起的咳嗽用杏苏散还有不分表里之弊。桑菊饮中主要用桑叶、菊花的用意在于：桑树是得箕星的精华而生长的，箕星为青龙七宿的最后一个星，喜欢风，而风气又与肝气相通，所以桑叶还能平熄肝风。

春季肝木较旺，并以风为春季的主气。本条所说的病证属于肝木旺而肺金衰，所以在治疗上要平抑肝木之过旺。桑叶气味芳香,上有不少细毛,又有许多横纹络脉,所以它的作用能行走到肺络而宣通肺气。菊花的开花较晚,多在秋季,味甘而气味较芳香,所以能补益肺金和肾水这两个脏器。桑菊饮中用菊花就可以补充肺与肾的不足。

风温病的咳嗽虽是一个小病,但也有因误用辛温重剂而耗伤了肺脏阴液,以致咳嗽日久不愈而成为肺结核,这种情况经常可以看到。凡是高明的、有修养的人,对于细小之处是不会忽视的,必然要在微小的地方时时谨慎。作为一个医生,对于这些方面尤其应当注意。

七、太阴温病,脉浮洪,舌黄,渴甚,大汗,面赤恶热者,辛凉重剂白虎汤主之。

【解读】 七、手太阴肺经的温病,如见到脉象浮洪,舌苔黄,口渴较甚,出大汗,面部红赤,身怕热等症状,可用辛凉重剂白虎汤治疗。

脉浮洪,邪在肺经气分也。舌黄,热已深。渴甚,津已伤也。大汗,热逼津液也。面赤,火炎上也。恶热,邪欲出而未遂也。辛凉平剂焉能胜任,非虎啸风生,金飚退热,而又能保津液不可,前贤多用之。

【解读】 脉象浮洪是邪热盛于肺经气分所致。舌苔黄标志着邪热已盛,而口渴较甚则反映广邪热耗伤阴液较严重。出大汗,是因为在里的邪热蒸迫津液外泄所致。面部红赤,则是火热上炎的反映。全身怕热,是因为正气要驱邪外出,而邪热仍盛,不得外出。对这类肺热已盛的病证,辛凉平剂银翘散显然已不能胜任,必须用清热保津作用较强的白虎汤,使邪热能退,则津液可保。这个方子出

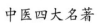
自《伤寒论》，前代医家经常使用。

辛凉重剂白虎汤方

生石膏（研，一两）知母（五钱）生甘草（三钱）白粳米（一合）

水八杯，煮取三杯，分温三服，病退，减后服，不知，再作服。

方论：义见法下，不再立论，下仿此。

【解读】　辛凉重剂——白虎汤方

生石膏（研细）30 克知母 15 克生甘草 9 克白粳米 30 克

上药用水 8 杯，煎煮成 3 杯，分 3 次温服。如服药后病情减轻，则可减少以后所服药的剂量；如病情未见减轻，就按前量继续服用。

（方论）本方的方义在文中已经说明，所以不再加以论述。以下如在文中已说明的方剂，亦仿照此例，不再另作论述。

八、太阴温病，脉浮大而芤，汗大出，微喘，甚至鼻孔扇者，白虎加人参汤主之；脉若散大者，急用之，倍人参。

浮大而芤，几于散矣，阴虚而阳不固也。补阴药有鞭长莫及之虞，惟白虎退邪阳，人参固正阳，使阳能生阴，乃救化源欲绝之妙法也。汗涌，鼻扇，脉散，皆化源欲绝之征兆也。

白虎加人参汤方

即于前方内，加人参三钱。

【解读】　八、手太阴肺经的温病，如见到脉浮大而中空无力，全身出大汗，微有气喘，或气喘较明显，甚至有鼻翼扇动的，须用白虎加人参汤来治疗。如已表现为脉散大无力的，应该急用白虎加人参汤，方中的人参用量要加倍。

见到脉象浮大而中空无力，与脉象放大无力的表现已很接近，这是津液亏虚而阳气也不能内固所致。这时如仅用补益津液的药物，对于病情来说，已是鞭长莫及，恐怕不能奏效。所以只能用白虎汤来清退邪热，再加用人参以固护元气，这样就可以通过补益阳气以滋养阴液，也就是阳生阴长的道理，这是救治肺气大伤而生化之源即将衰竭病证最有效的方法。

白虎加人参汤方

即白虎汤中加人参9克。

九、白虎本为达热出表，若其人脉浮弦而细者，不可与也；脉沉者，不可与也；不渴者，不可与也；汗不出者，不可与也；常须识此，勿令误也。

此白虎之禁也。按白虎票慓悍，邪重非其力不举，用之得当，原有立竿见影之妙，若用之不当，祸不旋踵。懦者多不敢用，未免坐误事机；孟浪者，不问其脉证之若何，一概用之，甚至石膏用至斤余之多，应手而效者固多，应手而毙者亦复不少。皆未真知确见其所以然之故，故手下无准的也。

【解读】 九、白虎汤的作用是使气分的邪热外达于表而得解。如见到患者脉象浮、或弦、或细，就不能用白虎汤；如见到沉脉，也不能用白虎汤；如患者没有口渴的表现，不能用白虎汤；如身体无汗的，也不能用白虎汤。

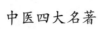

医生在临床上必须牢记这几点使用白虎汤的禁忌，不要误用白虎汤。

以上所说的是白虎汤使用的禁忌证。白虎汤的作用较为峻猛，对于邪热较盛的病证，非用此方不能胜任，用得得当，有立竿见影的效果。但正因为其作用峻猛，所以如使用不得当，也会很快地使病情恶化，产生严重的后果。

在临床上胆小的医生大多当用而不敢使用，以致延误病情，错过了治疗时机；而鲁莽的医生则往往不管患者的脉象症状如何，一遇高热都用白虎汤，方中的石膏甚至用到 500 克以上，其中虽然也有用后立即见效的，但也有不少患者在用后很快就死亡。这是由于医生没有真正辨明病证的性质，在处方用药时心中无数而造成的后果。

十、太阴温病，气血两燔者，玉女煎去牛膝加元参主之。

气血两燔，不可专治一边，故选用张景岳气血两治之玉女煎。去牛膝者，牛膝趋下，不合太明证之用。改熟地为细生地者，亦取其轻而不重，凉而不温之义，且细生地能发血中之表也。加元参者。取其壮水制火，预防咽痛失血等证也。

玉女煎去牛膝熟地加细生地元参方（辛凉合甘寒法）

生石膏（一两）知母（四钱）元参（四钱）细生地（六钱）麦冬（六钱）

水八杯，煮取三杯，分二次服，渣再煮一钟服。

【解读】 十、手太阴肺经的温病、如出现气血两燔见证的，当用玉女煎去牛膝加玄参治疗。

手太阳肺经的温病，如气分邪热进一步深入到血分，就可以发生气血两燔证。因此时邪热在气分和血分都盛，所以不能只治气分，也不能单治血分，可以选用张景岳在《景岳全书》中所制定的玉女煎。

但玉女煎在治疗气血两燔证时应进行适当的加减：即去方中的牛膝，因牛膝性质趋下，与病位在上焦的病证不相符合；原方中的熟地黄也应改用细生地黄，因熟地黄性温而重浊，不如生地黄性凉而清润，善清血分之邪热。方中加用玄参，是因为玄参有生津清热、壮水制火的作用，配合于方中可起到预防咽喉疼痛、各种出血等病证的作用。

玉女煎去牛膝熟地加细生地元参方（辛凉合甘寒法）

生石膏 30 克 知母玄参各 12 克 细生地黄麦冬各 18 克

上药用水 8 杯，煎煮成 3 杯，分 2 次服用。药渣可以再加水煮取 1 杯服用。

十一、太阴温病，血从上溢者，犀角地黄汤合银翘散主之。其中焦病者，以中焦法治之。若吐粉红血水者，死不治；血从上溢，脉七、八至以上，面反黑者，死不治；可用清络养阴法。

血从上溢，温邪逼迫血液上走清道，循清窍而出，故以银翘散败温毒，以犀角地黄清血分之伏热，而救水即所以救金也。至粉红水非血非液，实血与液交迫而出，有燎原之势，化源速绝。

血从上溢，而脉至七、八至，面反黑，火极而似水，反兼胜己之化也，亦燎原之势莫制，下焦津液亏极，不能上济君火，君火反与温热之邪合德，肺金其何以堪，故皆主死。化源绝，乃温病第一死法也。

仲子曰：敢问死？孔子曰：未知生，焉知死。瑭以为医者不知死，焉能救生。细按温病死状百端，大纲不越五条。在上焦有二：一曰肺之化源绝者死；二曰心神内闭，内闭外脱者死。在中焦亦有二：一曰阳明太实，土克水者死；二曰脾郁发黄，黄极则诸窍为闭，秽浊塞窍者死。在下焦则无非热邪深入，消烁津液，涸尽而死也。

【解读】　十一、手太阴肺经的温病，如邪热深入血分而使血液从上部溢出，或表现为吐血，或表现为鼻、齿龈出血，当用犀角地黄汤配合银翘散治疗。如见中焦病证的表现，则按邪在中焦的病证治疗。

如果出现吐粉红色血水，或血液从上部溢出而脉搏动甚快，一呼一吸脉跳七八次以上，或面色反而发黑等症状，都是病情凶险的表现，难于救治。对于邪热在肺而已入血分的，用清热安络、养阴生津法治疗。温病邪在肺经，出现血从上部溢出，这是温邪已深入血分，迫血妄行，使血液从上部清窍而出所致。因而治疗时一方面用银翘散清散肺中的热毒，另一方面用犀角地黄汤清解深伏于血分的邪热，通过清热就可以达到保存阴液、救护肺脏的目的。

这就是"救水即所以救金"。文中提到的吐粉红色血水，既不是纯血，也不纯是水液，这是因为血分邪热炽盛，交迫血与水液从上吐出所致。这一病证反映了邪热极其亢盛，形成了燎原之势，肺的生化之源也将枯竭，因而十分危险。如血液从上部溢出而见脉在一呼一吸之间达七八次以上，反映了邪热盛而正气虚衰；热盛本应面色红赤，而反而表现为面色发黑，是火热亢盛到了极点，出现了五行中水的本色，即所谓"火极似水"，从五行生克关系来说，是火表现为克火的水，也就是"胜已之化"。

这是因为火热极盛而无法抑制，下焦的津液已经极度亏虚，不能上济心火，心火转盛，与温病邪热之火相合，火势更旺，肺脏怎么能够承受呢？所以出现这些危险的病证是很难救治的。肺的生化之源欲绝，是导致温病患者死亡的第一位原因。

孔子的弟子仲子曾问孔了："能请教一下关于死的道理吗？"孔子回答说："连生的道理都没有弄清楚，怎么能知道死的道理呢？"我则认为，做医生如果不知道引起死亡的道理，怎么能挽救人的生命呢，仔细分析一下引起温病死亡的原因有上百种，但主要原因不外以下5个方面：属于上焦的原因有2条：一是肺的生化之源欲绝可致死亡；二是心神被邪闭阻于内，导致内闭外脱则死。

属于中焦的原因也有2条：一是形成阳明腑实证，病情严重而致阳明邪热耗竭肾阴则死；二是病邪郁闭于脾经而发生黄疸，黄疸严重而秽浊之邪闭塞清窍，也可造成死亡。属于下焦的原因，无非是邪热深入到下焦而耗竭肾阴，如肾阴枯竭，就会导致死亡。

十二、太阴温病，口渴甚者，雪梨浆沃之；吐白沫粘滞不快者，五汁饮沃之。

此皆甘寒救液法也。

雪梨浆方（甘冷法）

以甜水梨大者一枚，薄切，新汲凉水内浸半日，时时频饮。

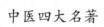

五汁饮方（甘寒法）

梨汁荸荠汁鲜苇根汁麦冬汁藕汁（或用蔗浆）

临时斟酌多少，和匀凉服，不甚喜凉者，重汤炖温服。

【解读】 十二、手太阴肺经的温病，如口渴较甚的，可用雪梨浆来滋养津液。如口中有白沫而黏稠，吐出不爽快的，可以用五汁饮来滋养津液。

以上都是用甘寒养阴生津之品来救治阴液耗伤的病证。

雪梨浆方（甘冷法）

用大的甜水梨1个，切成薄片，放入刚从井中打出的凉水中浸泡半天左右，不时饮服。

五汁饮方（性寒法）

梨汁荸荠汁鲜芦根汁麦冬汁藕汁（或用甘蔗汁）

临用时根据病情需要而决定用量，把以上诸汁调匀后凉服。如患者不太喜欢吃凉东西，也可以把以上五汁放在热水中炖温之后再服用。

十三、太阴病得之二、三日，舌微黄，寸脉盛，心烦懊憹，起卧不安，欲呕不得呕，无中焦证，栀子豉汤主之。

温病二、三日，或已汗，或未汗，舌微黄，邪已不全在肺中矣。寸脉盛，心烦懊憹，起卧不安，欲呕不得，邪在上焦膈中也。在上者因而越之，故涌之以栀子，开之以香豉。

栀子豉汤方（酸苦法）

栀子（捣碎，五枚）香豆豉（六钱）

水四杯，先煮栀子数沸，后纳香豉，煮取二杯，先温服一杯，得吐止后服。

【解读】　十三、手太阴肺经的温病，经过了两三日，舌苔微黄，两寸部脉盛而有力，心中烦乱，睡也不是，起也不是，坐也不是，想吐又吐不出，没有中焦病变表现的，可用栀子豉汤治疗。

手太阴肺经的温病，已经过了两三日，不论是已经发过汗，还是没有发过汗，见到微黄的舌苔，提示病变已不全在肺卫，而是已进入气分。出现寸部脉搏动有力、心中烦闷、起卧不安、想吐吐不出等症状，表明病邪郁阻在上焦胸膈。因病在上，所以根据《内经》"上者越之"的治疗原则，用栀子以涌泄邪热，用香豆鼓以宣开上焦，起到清宣上焦的作用。

栀子豉汤方（酸苦法）

栀子（捣碎）12克香豆豉18克

上药用水4杯，先放入栀子煎煮至沸，再加入香豆鼓，煎成2杯，先乘温服下1杯，如服后发生呕吐而病情减轻，就不必再服第2杯。

十四、太阴病得之二、三日，心烦不安，痰涎壅盛，胸中痞塞欲呕者，无中焦证，瓜蒂散主之，虚者加参芦。

此与上条有轻重之分，有有痰无痰之别。重剂不可轻用，病重药轻，又不能了事，故上条止用栀子豉汤快涌膈中之热，此以痰涎壅盛，必用瓜蒂散急吐之，恐邪入包宫而成痉厥也。瓜蒂，栀子之苦寒，合赤小豆之甘酸，所谓酸苦涌泄为阴，善吐热痰，亦在上者因而越之方也。

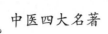

瓜蒂散方（酸苦法）

甜瓜蒂（一钱）赤小豆（研，二钱）山栀子（二钱）

水二杯，煮取一杯，先服半杯，得吐止后服，不吐再服。虚者加人参芦一钱五分。

【解读】 十四、手太阴肺经的温病，已经过二三日，出现心烦不安，喉中痰涎甚多，壅塞于喉部，胸部感到痞闷阻塞，想呕吐，但没有中焦病证的表现，可用瓜蒂散治疗，如患者的体质较弱，可加人参芦。

这一条所述的病证与上一条相似，但病情有轻重不同，性质有痰盛与无痰之别。作用峻猛的方药不可随便投用，但如病情较重而用药过轻，又不能解决问题，所以上条只以作用较缓和的栀子豉汤来清宣上焦胸膈的郁热，而本条所述的病证内有壅盛的痰涎，因此必须用作用较猛烈的瓜蒂散，通过较强的涌吐作用，使壅塞于胸膈的痰涎能很快地怯除，否则，痰热内陷于心包就会形成痉厥等危重病证。方中所用的瓜蒂、栀子都是苦寒之品，配合的赤小豆性味甘酸，用以涌吐胸膈的痰热，即《内经》所谓"酸苦涌泄为阴"，也是体现了《内经》"在上者因而越之"治疗原则的一首方剂。

瓜蒂散方（酸苦法）

甜瓜蒂3克赤小豆（研）6克栀子6克

上药用水2杯，煎煮成1杯。先服半杯，如发生呕吐而病情减轻，就不必再服，如不吐，再服余下的半杯。如患者体质较虚弱，方中可加入人参芦4.5克。

十五、太阴温病，寸脉大，舌绛而干，法当渴，今反不渴者，热在营中也，清营汤去黄连主之。

渴乃温之本病，今反不渴，滋人疑惑；而舌绛且干，两寸脉大，的系温病。盖邪热入营蒸腾，营气上升，故不渴，不可疑不渴非温病也。故以清营汤清营分之热，去黄连者，不欲其深入也。

清营汤（见暑温门中）

【解读】 十五、手太阴肺经的温病，如见到寸胀大，舌质红绛而舌面干燥，理应口渴，现反而不，是因为邪热已深入到营分的缘故。此时当用清营汤去方中的黄连来治疗。

口渴是温病的常见症状之一，现在所述的病证表现为舌质红绛而干燥，两手寸脉大，显然是温病，但反而不见口渴，容易使人产生疑惑。这是因为邪热深入营分后，能蒸腾营气使营气上升而滋润于咽喉，所以患者没有明显的口渴症状。医生不能因患者口不渴而怀疑所患的不是温病。治疗所用的清营汤可以清泄营分的邪热，但要去方中的黄连，是因为黄连味苦性燥能耗伤营阴，且性质沉降，去黄连可以防止病邪更深入。

清西汤方（见暑温门）

十六、太阴温病，不可发汗，发汗而汗不出者，必发斑疹，汗出过多者，必神昏谵语。发斑者，化斑汤主之；发疹者，银翘散去豆豉，加细生地、丹皮、大青叶，倍元参主之。禁升麻、柴胡、当归、防风、羌活、白芷、葛根、三春柳。神昏谵语者，清宫汤主之，牛黄丸、紫雪丹、局方至宝丹亦主之。

温病忌汗者，病由口鼻而入，邪不在足太阳之表，故不得伤太阳经也。时医不知而误发之，若其人热甚血燥，不能蒸汗，温邪郁于肌表血分，故必发斑疹也。若其人表疏，一发而汗出不止，汗为心液，误汗亡阳，心阳伤而神明乱，中无所主，故神昏。心液伤而心血虚，心以阴为体，心阴不能济阳，则心阳独亢，心主言，故谵语不休也。且手经逆传，世罕知之，手太阴病不解，本有必传手厥阴心包之理，况又伤其气血乎！

化斑汤方

石膏（一两）知母（四钱）生甘草（三钱）元参（三钱）犀角（二钱）白粳米（一合）

水八杯，煮取三杯，日三服，渣再煮一钟，夜一服。

方论：此热淫于内，治以咸寒，佐以苦甘法也。前人悉用白虎汤作化斑汤者，以其为阳明证也。阳明主肌肉，斑家遍体皆赤，自内而外，故以石膏清肺胃之热，知母清金保肺而治阳明独胜之热，甘草清热解毒和中，粳米清胃热而保胃液，白粳米阳明燥金之岁谷也。本论独加元参、犀角者，以斑色正赤，木火太过，其变最速，但用白虎燥金之品，清肃上焦，恐不胜任，故加元参启肾经之气，上交于肺，庶水天一气，上下循环，不致泉源暴绝也。犀角咸寒，禀水木火相生之气，为灵异之兽，具阳刚之体，主治百毒蛊疰，邪鬼瘴气，取其咸寒，救肾水，以济心火，托斑外出，而又败毒辟瘟也。再病至发斑，不独在气分矣，故加二味凉血之品。

银翘散去豆豉加细生地丹皮大青叶倍元参方

即于前银翘散内去豆豉，加：

细生地（四钱）大青叶（三钱）丹皮（三钱）元参（加至一两）

论：银翘散义见前。加四物，取其清血热；去豆豉，畏其温也。

按：吴又可有托里举斑汤，不言疹者，混斑疹为一气也。考温病中发疹者，十之七、八，发斑者十之二、三。盖斑乃纯赤，或大片，为肌肉之病，故主以化斑汤，专治肌肉；疹系红点高起，麻、瘄、沙皆一类，系血络中病，故主以芳香透络，辛凉解肌，甘寒清血也。其托里举斑汤方中用归、升、柴、芷、川山甲，皆温燥之品，岂不畏其灼津液乎？且前人有痘宜温、疹宜凉之论，实属确见，况温疹更甚于小儿之风热疹乎！

其用升、柴，取其升发之义，不知温病多见于春夏发生之候，天地之气，有升无降，岂用再以升药升之乎？且经谓"冬藏精者，春不病温"，是温病之人，下焦精气久已不固，安庸再升其少阳之气，使下竭上厥乎！经谓"无实实，无虚虚，必先岁气，无伐天和"，可不知耶？后人皆尤而效之，实不读经文之过也。

再按：时人发温热之表，二、三日汗不出者，即云斑疹蔽伏，不惟用升、柴、羌、葛，且重以山川柳发之。不知山川柳一岁三花，故得三春之名，俗转音三春为山川。此柳古称柽木，诗所谓"其柽其椐"者是也。

其性大辛大温，生发最速，横枝极细，善能入络，专发虚寒白疹，若温热气血沸腾之赤疹，岂非见之如雠仇乎？夫善治温病者，原可不必出疹，即有邪郁二、三日，或三、五日，既不得汗，有不得不疹之势，亦可重者化轻，轻者化无，若一派辛温刚燥，气受其灾而移热于血，岂非自造斑疹乎？再时医每于疹已发出，便称放心，不知邪热炽甚之时，正当谨慎，一有疏忽，为害不浅。再疹不忌泻，若里结须微通之，不可令大泄，致内虚下陷（法在中焦篇）。

清宫汤方

元参心（三钱）莲子心（五分）竹叶卷心（二钱）连翘心（二钱）犀角尖（磨冲，二钱）连心麦冬（三钱）

加减法：热痰盛加竹沥、梨汁各五匙；咯痰不清，加栝蒌皮一钱五分；热毒盛加金汁、人中黄；渐欲神昏，加银花三钱、荷叶二钱、石菖蒲一钱。

方论：此酸寒甘苦法，清膻中之方也。谓之清宫者，以膻中为心之宫城也。俱用心者，凡心有生生不已之意，心能入心，即以清秽浊之品，便补心中生生不已之生气，救性命于微芒也。火能令人昏，水能令人清，神昏谵语，水不足而火有余，又有秽浊也。

且离以坎为体，元参味苦属水，补离中之虚；犀角灵异味咸，辟秽解毒，所谓灵犀一点通，善通心气，色黑补水，亦能补离中之虚，故以二物为君。莲心甘苦咸，倒生根，由心走肾，能使心火下通于肾，又回环上升，能使肾水上潮于心，故以为使。连翘象心，心能退心热。

竹叶心锐而中空，能通窍清火，故以为佐。麦冬之所以用心者，《本经》称其主心腹结气，伤中伤饱，胃脉络绝。试问去心，焉能散结气，补伤中，通伤饱，续胃脉络绝哉？盖麦冬禀少阴癸水之气，一本横生，根颗联络，有十二枚者，有十四、五枚者。所以然之故，手足三阳三阴之络，共有十二，加任之尾翳，督之长强，共十四，又加脾之大络，共十五。此物性合人身自然之妙也，惟圣人能体物象，察物情，用麦冬以通续络脉。命名与天冬并称门冬者，冬主闭藏，门主开转，谓其有开合之功能也。其妙处全在一心之用，从古并未有去心之明文，张隐庵谓不知始自何人，相沿已久而不可改。瑭遍考始知自陶弘景始也。盖陶氏惑于诸心入心，能令人烦之一语，不知麦冬无毒，载在上品，久服身轻，安能令人烦哉！如参、术、芪、草，以及诸仁诸子，莫不有心，亦皆能令人烦而悉去之哉？陶氏之去麦冬心，智者千虑之失也。此方独取其心，以散心中秽浊之结气，故以之为臣。

安宫牛黄丸方

牛黄（一两）郁金（一两）犀角（一两）黄连（一两）朱砂（一两）梅片（二钱五分）麝香（二钱五分）真珠（五钱）山栀（一两）雄黄（一两）金箔衣黄芩（一两）

上为极细末，炼蜜为丸，每丸一钱，金箔为衣，蜡护。脉虚者人参汤下，脉实者银花、薄荷汤下，每服一丸。兼治飞尸卒厥，五痫中恶，大人小儿痉厥之因于热者。大人病重体实者，日再服，甚至日三服；小儿服半丸，不知再服半丸。

方论：此芳香化秽浊而利诸窍，咸寒保肾水而安心体，苦寒通火腑而泻心用之方也。牛黄得日月之精，通心主之神。犀角主治百毒，邪鬼瘴气。真珠得太阴之精，而通神明，合犀角补水救火，郁金草之香，梅片木之香（按冰片，洋外老杉木浸成。近世以樟脑打成伪之，樟脑发水中之火，为害甚大，断不可用），雄黄石之香，麝香乃精血之香，合四香以为用，使闭固之邪热温毒深在厥阴之分者，一齐从内透出，而邪秽自消，神明可复也。

黄连泻心火，栀子泻心火与三焦之火，黄芩泻胆、肺之火，使邪火随诸香一齐俱散也。朱砂补心体，泻心用，合金箔坠痰而镇固，再合真珠，犀角为督战之主帅也。

紫雪丹方（从本事方去黄金）

滑石（一斤）石膏（一斤）寒水石（一斤）磁石（水煮二斤，捣煎去渣入后药）

羚羊角（五两）木香（五两）犀角（五两）沉香（五两）丁香（一两）升麻（一斤）元参（一斤）炙甘草（半斤）

以上八味，共捣锉，入前药汁中煎，去渣入后药。

朴硝、硝石各二斤，提净，入前药汁中，微火煎，不住手将柳木搅，候汁欲凝，再加入后二味。

辰砂（研细，三两）麝香（研细，一两二钱）入煎药拌匀。合成退火气，冷水调服一、二钱。

方论：诸石利水火而通下窍。磁石、元参补肝肾之阴，而上济君火。犀角、羚羊泻心、胆之火。甘草和诸药而败毒，且缓肝急。诸药皆降，独用一味升麻，盖欲降先升也。诸香化秽浊，或开上窍，或开下窍，使神明不致坐困于浊邪而终不克复其明也。丹砂色赤，补心而通心火，内含汞而补心体，为坐镇之用。诸药用气，硝独用质者，以其水卤结成，性峻而易消，泻火而散结也。

《局方》至宝丹方

犀角（镑，一两）朱砂（飞，一两）琥珀（研，一两）玳瑁（镑，一两）牛黄（五钱）麝香（五钱）

以安息重汤炖化，和诸药为丸一百丸，蜡护。

方论：此方会萃各种灵异，皆能补心体，通心用，除邪秽，解热结，共成拨乱反正之功。大抵安宫牛黄丸最凉，紫雪次之，至宝又次之，主治略同，而各有所长，临用对证斟酌可也。

【解读】 温病禁汗，前面已再三提出。在第四条论桂枝汤中提及"温病忌汗"；在银翘散方论中指出："温病忌汗，汗之不惟不解，反生他患。盖病在于手经，徒伤足太阳无益；病自口鼻吸受而生，徒发其表亦无益也。且汗为心液，心阳受伤，必有神明内乱，谵语癫狂，内闭外脱之变。"在《卷四·杂说·汗论》中也有"温热病断不可发汗"之论。

在下焦篇也有"温病误表"，已汗而不得汗等误治后，直入下焦证治。由此可以看出，温病自始至终都是禁止发汗的。应该指出，"不可发汗"特指辛温解表，且其汗有不可大汗之意。王九峰谓："风温不要发汗，而亦宜微汗，否则邪从何出？大抵风温之邪入上焦，风温从阳，温化热，上焦近肺，肺先受邪。肺为娇脏，两阳薰灼，津液受劫。……俗医辄投羌活、柴、葛，以发汗劫津，失其旨矣。当以辛凉轻剂清解为先。"

本条集中论述误汗后的常见证及其治疗。温病误汗，因人体的体质不同，多有两种不同反应，一是发汗而汗不出，此热甚血燥无以荥汗，温邪挟辛温之药力，郁于肌表气分或血分，必发斑疹，另外尚有发汗汗出过多者，必因心阳、心阴受损而发神昏谵语，说明温邪因误汗而逆传心包。血分之斑用化斑汤主之，气分之疹则用加减银翘散主之。逆传心包者用清宫汤、安宫牛黄丸、紫雪丹、至宝丹主之。

关于斑疹，叶天士区别二者指出："点大而在皮肤之上者为斑，或云头隐隐，或琐碎小粒者为疹。"吴坤安谓："斑者有触目之形，而无碍手之质。"邵仙根谓："疹发于皮肤之上，起有颗粒，如粟如粒，以手摸之，有尖刺而触手者也。"叶氏又谓："斑属血者恒多疹属气者不少。"

鞠通即按斑疹的气血不同属性分别予以治疗的。斑虽属血分，但经于外透不能蒸汗，郁于肌表，故以透达出表的白虎汤加牛黄、玄参而成的化斑汤治之，因"不独在气分矣，而加二味凉血之品。"透发之性者，石膏、犀角、羚羊角三者皆俱，而又以次功高，清热之中有透热外出之性，此正是治斑托斑之意也。李时珍谓犀角："发黄发斑，痘疮稠秘，内热里陷，或不结痂。"又谓玄参"滋阴降火，解斑毒。"

故化斑汤属于气血两治之方，托斑化斑之常用方剂。关于疹属气分，但也与血分相联系，而较为特殊是如何芳香透络、辛凉解肌、甘寒清血。银翘散辛凉解表，加细生地、大青叶、丹皮、玄参四味以甘寒清血。鞠通谓："加四物取其清血热"此之谓也。

发汗过多，心阳心阴受损，混热之邪自然威逼心包，造成神昏谵语之证。此时必清热解毒以减温邪之势，滋阴以振心之正气，开窍以解包络之闭，镇静以安心中之神，此治邪入心包的全法。清宫汤清心解毒，涤包络之热；牛黄丸清热解毒力大，并开窍醒神豁痰镇惊；紫雪丹镇静作用强，且能开窍泻浊，至宝丹开窍安神作用强，且具芳香化浊之功。按清热作用，安宫牛黄丸最凉，紫雪丹次之，至宝丹又次之。其中安宫牛黄丸长于清泄肝胆热毒；紫雪丹偏于清泄阳明之热，可通利大小便，止痉熄风；至宝丹长于宁心安神，逐秽化痰，故临证可据不同的临床表现选择使用。

十七、邪入心包，舌蹇肢厥，牛黄丸主之，紫雪丹亦主之。

厥者，尽也。阴阳极造其偏，皆能致厥。伤寒之厥，足厥阴病也。温热之厥，手厥阴病也。舌卷囊缩，虽同系厥阴现证，要之，舌属手，囊属足也。盖舌为心窍，包络代心用事，肾囊前后，皆肝经所过，断不可以阴阳二厥混而为一。若陶节庵所云："冷过肘膝，便为阴寒"，恣用大热。再热厥之中亦有三等：有邪在络居多，而阳明证少者，则从芬香，本条所云是也；有邪搏阳明，阳明太实，上冲心包，神迷肢厥，甚至通体皆厥，当从下法，本论载入中焦篇；有日久邪杀阴亏而厥者，则从育阴潜阳法，本论载入下焦篇。

牛黄丸、紫雪丹方（并见前）

【解读】 十七、温热病如果邪热内闭心包，就会出现舌体转动不灵，四肢厥冷等症状。既可用安宫牛黄丸治疗，也可用紫雪丹治疗。

"厥"是指到了尽头的意思。如阴阳的偏盛到了极点，就可以引起厥证，症状表现为四肢厥冷。伤寒病中出现的四肢厥冷，多属于足厥阴肝经的病变；温病中所出现的四肢厥冷，则多属于手厥阴心包经的病变。温病中的舌体转动不灵与伤寒病中的睾丸缩入腹内，虽然都是邪在厥阴的表现，但扼要来说，舌体属于厥阴经，而阴囊则属于足厥阴经。

因为舌为心之苗，为心的外窍，而心包络能代心行事，所以舌体转动不灵属于手厥阴心包经的病证。而阴囊的前后都是足厥阴肝经循行部位，所以睾丸内缩是属于足厥阴经的病证。在临床上不能把阴寒偏盛的阴厥与阳热偏盛的阳厥混为一谈。

再有，现在临床上，有人根据陶节庵曾经说过的如四肢厥冷已超过了肘、膝，就一定属于阴寒证，所以就恣意用大热性质的方药，对此也应作具体分析，因其中也有属于邪热引起而忌用热药的。在属于温热性质的厥证中也有3种情况：较为多见的是因邪犯心包络所致，而阳明邪热的表现较少，治疗以芳香开窍为主，也就是本条所论述的这种病证。也有是因为邪传阳明，造成阳明腑实证燥屎结于肠内而致邪热上扰心包，引起神志昏迷和四肢厥冷的，严重的也可出现全身都厥冷。

对这一病证的治疗，主要是用攻下法，在本书中记载于中焦篇。还有一种厥证是因为热病久延，邪热虽去而阴液已极度亏虑所造成的，治疗应以育阴潜阳为主，对此，在本书的下焦篇里有详细的记载。

牛黄丸方

紫雪丹人（均参见前条）

十八、温毒咽痛喉肿，耳前耳后肿，颊肿，面正赤，或喉不痛，但外肿，甚则耳聋，俗名大头温、虾蟆温者，普济消毒饮去柴胡、升麻主之。初起一、二日，再去芩、连，三、四日加之佳。

温毒者，秽浊也。凡地气之秽，未有不因少阳之气而自能上升者，春夏地气发泄，故多有是证；秋冬地气，间有不藏之时，亦或有是证；人身之少阴素虚，不能上济少阳，少阳升腾莫制，亦多成是证；小儿纯阳火多，阴未充长，亦多有是证。咽痛者，经谓"一阴一阳结，谓之喉痹"。盖少阴、少阳之脉，皆循喉咙，少阴主君火，少阳主相火，相济为灾也。耳前耳后颊前肿者，皆少阳经脉所过之地，颊车不独为阳明经穴也。面赤者，火色也。甚则耳聋者，两少阳之脉，皆入耳中，火有余则清窍闭也。治法总不能出李东垣普济消毒饮之外。其方之妙，妙在以凉膈散为主，而加化清气之马勃、僵蚕、银花，得轻可去实之妙；再加元参、牛蒡、板蓝根，败毒而利肺气，补肾水以上济邪火。去柴胡、升麻者，以升腾飞越太过之病，不当再用升也。说者谓其引经，亦甚愚矣！凡药不能直至本经者，方用引经药作引，此方皆系轻药，总走上焦，开天气，肃肺气，岂须用升、柴直升经气耶？去黄芩、黄连者，芩、连里药也，病初起未至中焦，不得先用里药，故犯中焦也。

普济消毒饮去升麻柴胡黄芩黄连方

连翘（一两）薄荷（三钱）马勃（四钱）牛蒡子（六钱）

芥穗（三钱）僵蚕（五钱）元参（一两）银花（一两）板蓝根（五钱）苦梗（一两）甘草（五钱）

上共为粗末，每服六钱，重者八钱。鲜苇根汤煎，去渣服，约二时一服，重者一时许一服。

【解读】 十八、温毒病的主要临床表现有：咽喉肿痛，耳的前后及面颊部肿胀，面色红赤。也有咽喉不痛，只有耳及面颊部的肿胀。病情严重的可发生耳聋。这种病俗称"大头瘟"、"虾蟆瘟"。治疗用普济消毒饮去其中柴胡、升麻。如病初起一二天内，方中的黄芩、黄连也可去掉；如病已有二三日，加用黄芩、黄连为佳。

温毒这种病，是感受了秽浊之气而得的。凡是地上的秽浊之气，如果没有少阳升发之气，是不会自己上升的，而在春夏之时，正是地气升发外泄的季节，所以在这一季节人们容易感受秽浊之气而得温毒。

但在秋冬之时，也有地气不能内藏的时候，所以有时也会发生温毒。从人体内部来说，如果人的体内少阴肾水不足，不能上济而涵养少阳，少阳之气也会升腾而不能抑制，所以这种体质的人容易发生本病。小儿的体质属纯阳而火气较旺，阴液未能充分生长而相对较匮乏，所以小儿较易患本病；至于咽喉疼痛的原因，《内经》中说："一阴一阳结，谓之喉痹。"也就是少阴与少阳之火结于喉部，可以导致咽喉疼痛。少阴和少阳的经脉都经过喉咙部，其中少阴属君火，少阳属相火，两者结合起来就会产生病患。

而发生耳前耳后及颊部肿的原因，是因为这些部位是少阳经脉经过之处，颊车这个穴位虽在阳明经上，但与足少阳经脉也很靠近。面部红赤，是火毒上炎的反映。严重者会发生耳聋，是因为手、足少阳的经脉都循行入耳，如少阳火盛，就会致清窍闭塞而发生耳聋。

对本病的治疗，总的来说，不出于李东垣的普济消毒饮之外。这一方子组方的妙处，妙在以凉膈散为主体，加入了能轻清去秽浊之气的马勃、白僵蚕、金银花，有"轻可去实"之妙。另外再加上玄参、牛蒡子、板蓝根，可以清热解毒而宣通肺气，补益肾水而上济邪火。

方中之所以要去除升麻、柴胡，是因为考虑到本病的发生是因少阳升发过度，故不用升麻、柴胡以避免升腾发散过度，而有助少阳之火势。有的人认为用升麻、柴胡可以引药入少阳经，我认为这种说法是愚蠢的。

因为凡是药物不能直接到达应到达的部位，才使用引经药作为引导，而本方中所用的药物性质基本上都是轻清上浮的，都能上行到上焦，起到宣通肺气的作用，怎么还需要用升麻、柴胡作为引经药呢？方中之所以不用黄芩、黄连，是因为这两味药都是治疗邪热在里的药，在本病初起时，病邪尚在上焦，属表，没有到中焦气分，所以不要早用治疗里热的药，以免对中焦有所损害。

普济消毒饮去升麻柴胡黄芩黄连方

连翘30克薄荷9克马勃12克牛蒡子18克荆芥穗9克僵蚕15克玄参30克金银花30克板蓝根15克苦桔梗30克甘草15克

上药一起研成细末，每次用18克，病重的用24克。用时以鲜芦根先煎成汤，再把上药放入煎煮，去渣服下。约每4小时服1次，病情重者可以每2小时服1次。

十九、温毒外肿，水仙膏主之，并主一切痈疮。

按：水仙花得金水之精，隆冬开花，味苦微辛，寒滑无毒，苦能降火败毒，辛能散邪热之结，寒能胜热，滑能利痰。其妙用全在汁之胶粘，能拔毒外出，使毒邪不致深入脏腑伤人也。

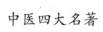

水仙膏方

水仙花根，不拘多少，剥去老赤皮与根须，入石臼捣如膏，敷肿处，中留一孔出热气，干则易之，以肌肤上生黍米大小黄疮为度。

【解读】 十九、温毒病，耳前耳后及颊部肿的，可用水仙膏，本方还可治疗其他各种痈疮肿痛。

按：水仙花是禀受秋冬季节的金水之精气而生长的，在隆冬季节开花。水仙的根味苦微辛，性寒质滑而无毒。苦则能绛火而解毒，辛则能宣散邪热的壅结，寒则能祛除邪热，滑则能利痰。而该药的妙用全在于它胶黏的汁可以拔毒外出，从而使邪毒不至于内深入脏腑而发生其他变证。

水仙膏方

用水仙花根，不论多少，剥去在外的老皮红皮和根须，放入石臼内捣成膏状，取出敷在肿处，当中留出1个孔，以便邪热之气从孔中外出。如药下，就要重新再敷，一直到皮肤上出现如小米大小的黄色小疱疹为止。

二十、温毒敷水仙膏后，皮间有小黄疮如黍米者，不可再敷水仙膏，过敷则痛甚而烂，三黄二香散主之。

三黄取其峻泻诸火，而不烂皮肤，二香透络中余热而定痛。

三黄二香散方（苦辛芳香法）

黄连（一两） 黄柏（一两） 生大黄（一两） 乳香（五钱） 没药（五钱）

上为极细末，初用细茶汁调敷，干则易之。继则用香油调敷。

【解读】 二十、温毒病在外敷水仙膏后，如皮肤上出现了如小米粒大小的黄疮，就不要再敷水仙膏。因敷的过分后，会引起局部皮肤的疼痛和溃烂。这时可用三黄二香散外敷。

三黄二香散中用三黄是利用苦寒之性以清火解毒，同时，苦寒也可燥湿而使皮肤不烂。乳香、没药这二香可以透散络中的邪热，并有止痛作用。

三黄二香散（苦辛芳香法）

黄连30克黄柏30克生大黄30克乳香15克没药15克以上各药都研为极细的粉末备用。开始时可用细茶泡的水调敷患处，如干后，再重新换药。也可再用香油调敷。

二一、温毒神昏谵语者，先与安宫牛黄丸、紫雪丹之属，继以清宫汤。

安宫牛黄丸、紫雪丹、清宫汤（方法并见前）

【解读】 二十一、温毒病如发生神志昏糊、说胡话的，是邪闲心包。治疗可先用安宫牛黄九、紫雪丹一类药，然后再用清宫汤。

安宫牛黄丸、紫雪丹、清宫汤（方剂和用法在前面已有记载）。

暑 温

二二、形似伤寒，但右脉洪大而数，左脉反小于右，口渴甚，面赤，汗大出者，名曰暑温，在手太阴，白虎汤主之；脉芤甚者，白虎加人参汤主之。

此标暑温之大纲也。按温者热之渐，热者温之极也。温盛为热，木生火也。热极湿动，火生土也。上热下湿，人居其中而暑成矣。若纯热不兼湿者，仍归前条温热例，不得混入暑也。形似伤寒者，谓头痛、身痛、发热恶寒也。水火极不同性，各造其偏之极，反相同也。故经谓水极而似火也，火极而似水也。伤寒，伤于水气之寒，故先恶寒而后发热，寒郁人身卫阳之气而为热也，故仲景《伤寒论》中，有已发热或未发热之文。若伤暑则先发热，热极而后恶寒，盖火盛必克金，肺性本寒，而复恶寒也。然则伤暑之发热恶寒虽与伤寒相似，其所以然之故实不同也，学者诚能究心于此，思过半矣。脉洪大而数，甚则芤，对伤寒之脉浮紧而言也。独见于右手者，对伤寒之左脉大而言也。右手主上焦气分，且火克金也，暑从上而下，不比伤寒从下而上，左手主下焦血分也，故伤暑之左脉反小于右。口渴甚面赤者，对伤寒太阳证面不赤，口不渴而言也。火烁津液，故口渴。火甚未有不烦者，面赤者，烦也，烦字从火从页，谓火现于面也。汗大出者，对伤寒汗不出而言也。首白虎例者，盖白虎乃秋金之气，所以退烦暑，白虎为暑温之正例也。其源出自《金匮》，守先圣之成法也。

白虎汤、白虎加人参汤方（并见前）

【解读】　暑温者，正夏之时，暑病之偏于热者也。夏季暑热，暑必兼湿，温盛为热，热极则湿动，其暑温者，热之甚，并兼湿为其特点，若不兼湿者，则属于温热。自注云："上热下湿，人居其中而暑成矣。"

除以上气候条件做为外因方面的原因外，其内因体质虚弱，元气内亏，亦不容忽视。王安道云："暑热者，夏之令也。……人或劳倦，或饥饿，元气亏乏，不足以御天令亢热，于是受伤而为病。"喻嘉言云："体中多湿之人，最易中暑，两相感之故也，外暑蒸动内湿，两气交通而中暑。"

不但要了解暑温的发病季节性和其兼湿的性质，而且要注意其证候学特点。病初有暂短的"形似伤寒"之证，即"头痛、身涌、发热、恶寒。"此时本可以银翘散加芳香利湿解暑之品即可痊愈。无汗者，可主以二四条的新加香薷饮。若不及时治疗，则因暑热伤津最速，很快进入气分太热，形成白虎汤证，并极易出现气阴两伤，且其证时而共同出现。暑虽兼湿，若湿少而以热为主者，热去湿也随之而逐，故单用白虎汤治之，其脉洪大而数是暑温常见之脉。

临床右大左小，亦有所见，但不皆然。气阴两伤时，其脉散大而芤，亦或虚弱无力，其汗大出者，虽汗出，而其热不为汗衰，也就是说，汗虽出，但体温不降。多数病人兼有烦躁不安之证。凡嗜睡者多湿气盛，以此为辨。张景岳指出："暑有八证，脉虚、自汗、身先热、背后寒、面垢、烦渴、手足厥冷、体重是也，"概括了暑温的证候特征。

自注原文中温热、暑温之辨，伤寒、暑温的恶寒之别，及伤寒之脉左大，暑温之脉右大及口渴虽同，暑温面赤，而伤寒则无，及暑温汗大出而伤寒无汗等鉴别，临床应细心体会，不致混淆不清。

二三、《金匮》谓太阳中暍，发热恶寒，身重而疼痛，其脉弦细芤迟，小便已，洒然毛耸，手足逆冷，小有劳，身即热，口开前板齿燥，若发其汗，则恶寒甚，加温针，则发热甚，数下，则淋甚，可与东垣清暑益气汤。

张石顽注：谓太阳中暍，发热恶寒身重而疼痛，此因暑而伤风露之邪，手太阳标证也。手太阳小肠属火，上应心包，二经皆能制金烁肺，肺受火刑，所以发热恶寒似足太阳证。其脉或见弦细，或见芤迟，小便已，洒然毛耸，此热伤肺胃之气，阳明本证也（愚按：小便已，洒然毛耸，似乎非阳明证，乃足太阳膀胱证也。盖膀胱主水，火邪太甚而制金，则寒水来为金母复仇也。所谓五行之极，反兼胜已之化）。发汗则恶寒甚者，气虚重夺（当作伤）其津（当作阳）也。温针则发热甚者，重伤经中之液，转助时火，肆虐于外也。数下之则淋甚者，劫其在里之阴，热势乘机内陷也。

此段经文，本无方治，东垣特立清暑益气汤，足补仲景之未逮。愚按：此言太过。仲景当日，必有不可立方之故，或曾立方而后世脱简，皆未可知，岂东垣能立而仲景反不能立乎？但细按此证，恰可与清暑益气汤，曰可者，仅可而有所未尽之词，尚望遇是证者，临时斟酌尽善。至沈目南《金匮要略注》谓当用辛凉甘寒，实于此证不合。盖身重疼痛，证兼寒湿也。即目南自注，谓发热恶寒身重疼痛，其脉弦细芤迟，内暑而兼阴湿之变也。岂有阴湿而用甘寒柔以济柔之理？既曰阴湿，岂辛凉所能胜任！不待辩而自明。

清暑益气汤方（辛甘化阳酸甘化阴复法）

黄耆（一钱）黄柏（一钱）麦冬（一钱）青皮（一

钱）白术（一钱五分）升麻（三分）当归（七分）炙草
（一钱）神曲（一钱）人参（一钱）泽泻（一钱）五味子
（八分）陈皮（一钱）苍术（一钱五分）葛根（三分）生
姜（二片）大枣（二枚）

水五杯，煮取二杯，渣再煎一杯，分温三服。虚者得
宜，实者禁用；汗不出而但热者禁用。

【解读】 二十三、此条引自《金匮要略·痉湿暍
篇》，说明暑热所致气阴两虚证，因形似伤寒，各种误治
的不同后果。本条可以分为三部分，以"前板齿燥"前为
中暍伤暑，气阴两伤的证候。以后至"则淋甚"为汗下温
针误治的不同反应。"可与东垣清暑益气汤"乃鞠通根据
其气阴两伤而选用清暑益气的东恒方剂以治之。

《溯源集》曰："太阳中暍，而发热恶寒，不云汗出，
而又不渴，是以知其非阳邪独盛之暍也。脉弦则阴邪劲
急，细则元气已虑，芤则脉空，迟则为寒，小便已洒然毛
耸者，小便虽通，其茎中艰涩可知。卫阳已虚，恶寒之状
可见，乃下焦无火，气化不快于流行也。

四肤为诸阳之本，手足逆冷者，是阳虚而气不达于四
末也，凡此皆阴寒无火之脉症也。小有劳身即热者，起居
动静间，小有劳动，即扰动其阳气，而虚邪伏暑，即因之
而发热也。

口开前板齿燥者，脉虽弦细芤迟。症虽手足逆冷，以
小劳而鼓动其阳邪，身热而枯燥其津夜，虽不温，而板齿
燥矣。若发其汗，则卫阳愈虚，阳虚则生外寒，故恶寒
甚。若加温针，则火力内攻，必反助其暑热之阳邪，故发
热甚。邪不在里，而数下之，适足以败坏真阳，使下焦急

冷，气化不行，小便艰涩而淋甚也，钱氏之注释，较为详尽，引用借以加强对原文的理解，此证虽言气阴两伤，但重点还是阳气损伤。

"脉细"与"口开前板齿燥"主津液损伤外，其余诸证皆为阳虚气虚之证。以益气为主是正确的，故以"辛甘化阳"者多，"酸甘化阴"者少。自注云："沈目南《金匮要略注》，谓当用辛凉甘寒。实于此正不合。盖身重疼痛，……其脉弦细芤迟。内暑而兼阴湿之变也，岂有阴湿而甘寒，柔以济柔之理？即日阴湿，岂辛凉所能胜任！看来吴氏在认证方面是比较细致的，辨证是严格清楚的。温热病本倡导辛凉，可所执不偏。

有是证方可用是药，非一门之寒热也。兼湿用辛温是吴氏治暑湿的又一特点。当然，若见暑病偏热，挟湿甚少，阴伤津亏为主，自当辛凉甘寒，王孟英清暑益气汤可选用，其方组成：西洋参、石斛、麦冬、黄连、竹叶、荷秆、知母、甘草、粳米、西瓜翠衣。可作参考。

东垣清暑益气汤，本以健脾燥湿，治元气本虚，又伤于暑湿者。实为补中益气汤去柴胡加葛根、黄柏、泽泻、麦冬、五味子、神曲、姜枣组成。其中以二术参芪为主，在补气健脾的基础上，辛开（葛姜）苦降（柏泻），兼酸甘（麦冬、五味、大枣）化阴。雷丰早曰："东恒清暑益气汤，治暑伤元气，暑中有湿，所以用柏、苍、陈、泽等药于益气之中，有湿之证，故佐苦燥通利无害也。"如此将更为加深对是方的理解。吴氏在本方服法后指出："虚者得宜，实者禁用；汗不出而但热者禁用。"

二四、手太阴暑温，如上条证，但汗不出者，新加香

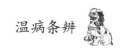

薷饮主之。

证如上条，指形似伤寒，右脉洪大，左手反小，面赤口渴而言。但以汗不能自出，表实为异，故用香薷饮发暑邪之表也。

按香薷辛温芳香，能由肺之经而达其络。鲜扁豆花，凡花皆散，取其芳香而散，且保肺液，以花易豆者，恶其呆滞也，夏日所生之物，多能解暑，惟扁豆花为最，如无花时，用鲜扁豆皮，若再无此，用生扁豆皮。厚朴苦温，能泄实满。厚朴，皮也，虽走中焦，究竟肺主皮毛，以皮从皮，不为治上犯中。若黄连、甘草，纯然里药，暑病初起，且不必用，恐引邪深入，故易以连翘、银花，取其辛凉达肺经之表，纯从外走，不必走中也。

温病最忌辛温，暑病不忌者，以暑必兼湿，湿为阴邪，非温不解，故此方香薷、厚朴用辛温，而余则佐以辛凉云，下文湿温论中，不惟不忌辛温，且用辛热也。

新加香薷饮方（辛温复辛凉法）

香薷（二钱）银花（三钱）鲜扁豆花（三钱）厚朴（二钱）连翘（二钱）

水五杯，煮取二杯。先服一杯，得汗止后服；不汗再服；服尽不汗，再作服。

【解读】　二十四、暑温手太阴病证的证治已在上条中论述，但如是汗不出的病证，就当用新加香薷饮来治疗。

所谓在上条中论述过的病证，是指第 22 条中所说的：表现如伤寒，右脉洪大，左脉反而较小，面色红赤而渴的这一类病证。

但如没有汗出，是病邪实于表，即内有暑湿而外受表寒，所以与上证是不相同的。治疗就当用香薷饮来内清暑湿而外发表寒。方中的香薷辛温芳香，所以能由肺之经而外达其络，外散表寒而内祛暑湿。

凡是花类的药物都具有宣散的作用，方中的鲜扁豆花有芳香宣散的作用，而且能保肺液，至于原方用扁豆而本方用扁豆花的道理，是在于扁豆的作用主要在补脾，用于暑湿之证，嫌其性质呆滞。

一般来说，夏日所生的东西大多具有解暑的作用，其中以扁豆花的作用最强。如没有扁豆花，可用鲜扁豆皮代替，如连鲜扁豆皮都没有，也可用生扁豆皮代替。方中的厚朴性质苦温，具有理气化食除满的作用。

厚朴药用其皮，虽然它的作用主要在中焦，但由于肺主皮毛，而药物的作用是以皮从皮，所以用厚朴能用于肺，不致有治上犯种的弊病。

至于黄连、甘草等，虽然苦甘相合能清里热，但终究是属于纯粹治疗里证的药物，在暑病初起之时，没有必要投用，而且可引邪深入。因而在本方中改用了连翘、金银花，取它们具有辛凉透的作用，能宣达肺经之表，使病邪得以从外而解，而不会走入中焦。

温病的治疗最忌用辛温药物，但暑病却不忌辛温药，这是因为暑病一般都夹有湿邪，而湿邪阴邪，不用辛温药物，湿邪难以以解除。

因而在新加香薷饮中所用的香薷、厚朴等都是辛温药。另一方面，因有暑邪，所以要用辛凉药清暑泄热。在以后要讨论的湿温病的治疗中，不仅不忌用辛温，甚至还要用到辛热药。

新加香薷饮方

香薷6克厚朴6兜克连翘6克金银花9克鲜扁豆花9克，以上诸药用水5杯，煎取2杯。先服下1杯，如能发汗，就不要再服，如没有出汗，再服另1杯。如服完以上药后仍无汗，可再用1剂。

二五、手太阴暑温，服香薷饮，微得汗，不可再服香薷饮重伤其表，暑必伤气，最令表虚，虽有余证，知在何经，以法治之。

按伤寒非汗不解，最喜发汗；伤风亦非汗不解，最忌发汗，只宜解肌，此麻桂之异其治，即异其法也。温病亦喜汗解，最忌发汗，只许辛凉解肌，辛温又不可用。妙在导邪外出，俾营卫气血调和，自然得汗，不必强责其汗也。若暑温、湿温则又不然，暑非汗不解，可用香薷发之，发汗之后，大汗不止，仍归白虎法，固不比伤寒、伤风之漏汗不止，而必欲桂附护阳实表。亦不可屡虚其表，致令厥脱也。观古人暑门有生脉散法，其义自见。

【解读】　二十五、前条新加香薷饮服法中指出：
"得汗止后服；不汗再服，服尽不汗，再作服。"即调服其剂必须得汗，而得汗后不可再服。温热之邪，初期在卫分，自然亦喜汗解。但禁止发汗，尤忌辛温发表；问题是如何使邪外出，营卫调和，自然汗出而解。暑温、湿温，因其兼湿，湿为阴邪，性质重浊，必以辛开温散，故可以用香薷饮发放之。暑又兼其炎热，又极易伤津，故得汗则表邪已祛，不可再发其汗，更伤其阴，气也随之而损。故本条指出："暑必伤气，最令表虚"，就是指此而言。暑温

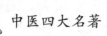

表解后，其内热尚存，故以汗出以泻其内热，若汗出脉静身凉，病属向愈；若内热炽盛，其热不为汗衰，汗出虽有余证，知在何经，以法治之，参见以下数条。

二六、手太阴暑温，或已经发汗，或未发汗，而汗不止，烦渴而喘，脉洪大有力者，白虎汤主之；脉洪大而芤者，白虎加人参汤主之；身重者，湿也，白虎加苍术汤主之；汗多脉散大，喘喝欲脱者，生脉散主之。

此条与上文少异者，只已经发汗一句。

白虎加苍术汤方

即于白虎汤内加苍术三钱。

汗多而脉散大，其为阳气发泄太甚，内虚不可留恋可知。生脉散酸甘化阴，守阴所以留阳，阳留，汗自止也。以人参为君，所以补肺中元气也。

生脉散方（酸甘化阴法）

人参（三钱）麦冬（不去心，二钱）五味子（一钱）

水三杯，煮取八分二杯，分二次服，渣再煎服，脉不敛，再作服，以脉敛为度。

【解读】　二十六、二五条言："知在何经，以法治之"。其中"发汗"是指使用香薷饮辛温解表之类的发表药。不论用过发汗药或未用过发汗药，只要汗出，就说明卫分证状已经解除，暑温在气分可知。

此条所列四个方剂，惟邪气的不同情况分成两部分，又惟正气的不同情况分成两部分。暑温之病，偏于暑之热甚者，自然以清气分大热的白虎汤；暑温之挟湿身重者，用白虎加苍术汤以除暑热漫浊。暑必伤气，汗多脉散大，加参以补肺中元气。其喘喝欲脱者，气阴两伤，以生脉散气阴两补，以防厥脱，薛生白谓："暑月热伤元气，气短倦怠，口渴多汗。肺虚而咳者，宜人参、麦冬、五味子等味。"暑温兼湿，用五味子之酸敛，与病相违，不少医家，议论纷纷。王孟英谓："近人不论何病，每用此方收住邪气，杀人无算，用此方者，须详其邪之有无。"故单纯之气阴两伤，生脉散为适应。若气阴两伤之同时，兼挟湿浊不除，应少用或不用五味子为佳。

二七、手太阴暑温，发汗后，暑证悉减，但头微胀，目不了了，余邪不解者，清络饮主之。邪不解而入中下焦者，以中下法治之。

既曰余邪，不可用重剂明矣，只以芳香轻药清肺络中余邪足矣。倘病深而入中下焦，又不可以浅药治深病也。

清络饮方（辛凉芳香法）

鲜荷叶边（二钱）鲜银花（二钱）西瓜翠衣（二钱）鲜扁豆花（一枝）丝瓜皮（二钱）鲜竹叶心（二钱）

水二杯，煮取一杯，日二服。凡暑伤肺经气分之轻证者皆可用之。

【解读】 二十七、暑温手太阴病证经过用香薷饮发汗之后，暑病的症状已基本消除，但还感到头微胀，看东西不太清楚，这是暑热余邪未解的表现，用清络饮治疗。如果在用香薷饮发汗后，病邪非但不解，还出现了中下焦的病变，就应按治疗中下焦病证的方法进行治疗。

上面既然是说"余邪"，就表明了在治疗时不能用药力峻猛的方剂，而只需用轻清芳香的药物，就足以清透肺络中的余邪。但是如果在用了香薷饮后病情较为严重，而出现了中下焦的症状，表明病邪已传入中下焦，这时就不

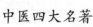

能用药力轻薄的方剂来治疗病势深重的病证。

清络饮方（辛凉芳香法）

鲜荷叶边6克鲜金银花6克西瓜翠衣6克鲜扁豆花1朵丝瓜皮6克鲜淡竹叶6克，上药用水煮，凡是暑邪伤及肺经的轻证，都可以用本方治疗。

二八、手太阴暑温，但咳无痰，咳声清高者，清络饮加甘草、桔梗、甜杏仁、麦冬、知母主之。

咳而无痰，不嗽可知，咳声清高，金音清亮，久咳则哑，偏于火而不兼湿也。即用清络饮，清肺络中无形之热。加甘、桔开提，甜杏仁利肺而不伤气，麦冬、知母保肺阴而制火也。

清络饮加甘桔甜杏仁麦冬知母汤方

即于清络饮内，加甘草一钱、桔梗二钱、甜杏仁二钱、麦冬三钱、知母二钱。

【解读】　二十八、暑温手太阴病证，见到干咳无痰，咳声清亮而高亢的，用清络饮加甘草、桔梗、甜杏仁、麦冬、知母治疗。

干咳无痰，是表明内无痰湿，不属于嗽。咳声清亮而高亢，是肺金有热，但如咳的时间较长，就会变得嘶哑。所以上述病证属于肺经有火而未兼有湿邪。所以其治疗用清络饮清泄肺络中无形的邪热，加入甘草、桔梗宣开肺气，用甜杏仁可以利肺气，因其甘润而不伤肺气。加麦冬、知母可滋养肺阴，并有清肺热的作用。

清络饮加甘桔甜杏仁麦冬知母汤方

即于清络饮中加甘草3克、桔梗6克、麦冬9克、知母6克。

二九、两太阴暑温，咳而且嗽，咳声重浊，痰多不甚渴，渴不多饮者，小半夏加茯苓汤再加厚朴、杏仁主之。

既咳且嗽，痰涎复多，咳声重浊，重浊者土音也，其兼足太阴湿土可知。不甚渴，渴不多饮，则其中之有水可知，此暑温而兼水饮者也。故以小半夏加茯苓汤，蠲饮和中；再加厚朴、杏仁，利肺泻湿，预夺其喘满之路；水用甘澜，取其走而不守也。

此条应入湿温，却列于此处者，以与上条为对待之文，可以互证也。

小半夏加茯苓汤再加厚朴杏仁方（辛温淡法）

半夏（八钱）茯苓块（六钱）厚朴（三钱）生姜（五钱）杏仁（三钱）

甘澜水八杯，煮取三杯，温服，日三。

【解读】　二十九、暑温病，如手太阴肺经与足太阴脾经同病，会出现咳气嗽并见，咳声重浊，痰多而口渴不明显，或即使口渴也不多饮水。用小半夏加茯苓汤再加厚朴、苦杏仁方治疗。

咳是有声无痰，嗽是有痰无声，现两者并见，而且痰涎较多，咳声也重浊而不清亮，重浊的咳声是脾土有病的表现，所以可知本证有足太阴脾经的病变。再从口不渴，或口渴也不多饮水的表现来看，也可知道中焦有痰浊水湿的存在。所以上述病证属于暑温兼有水饮，因而用小半夏加茯苓汤，有化中焦痰饮水湿的作用。再加厚朴、苦杏仁，可以利肺气而祛痰湿，从而预防痰饮水湿壅塞而导致气喘、胸满等病证。而上方的煎制用甘澜水，是因为要取其走而不守的作用。

这一条本来应归于湿温范围，但却列于这里，主要是为了与上一条干咳无痰之证作对比，两条内容可以相比较印证。

小半夏加茯苓汤再加厚朴杏仁方（辛温淡法）半夏24克茯苓块18克厚朴9克苦杏仁9克，上药用甘澜水8杯，煮取3杯，1日内分3次温服。

三十、脉虚夜寐不安，烦渴舌赤，时有谵语，目常开不闭，或喜闭不开，暑入手厥阴也。手厥阴暑温，清营汤主之；舌白滑者，不可与也。

夜寐不安，心神虚而阳不得入阴也。烦渴舌赤，心用恣而心体亏也。时有谵语，神明欲乱也。目常开不闭，目为火户，火性急，常欲开以泄其火，且阳不下交于阴也；或喜闭不喜开者，阴为亢阳所损，阴损则恶见阳光也。故以清营汤急清宫中之热，而保离中之虚也。若舌白滑，不惟热重，湿亦重矣，湿重忌柔润药，当于湿温例中求之，故曰不可与清营汤也。

清营汤方（咸寒苦甘法）

犀角（三钱）生地（五钱）元参（三钱）竹叶心（一钱）麦冬（三钱）丹参（二钱）黄连（一钱五分）银花（三钱）连翘（连心用，二钱）

水八杯，煮取三杯，日三服。

【解读】　三十、患者脉虚弱，夜间睡眠不安宁，心中烦乱口渴，舌红赤，偶尔还说胡话，两目或是常睁开而不闭，或是常闭而不睁开。这是暑邪已深入手厥阴心包经的病证。对这类暑湿手厥阴心包经病证，用清营汤治疗。但是如见舌苔白腻而滑的，就不可用清营汤。

上述病证出现时会有夜间睡眠不安，是因为心神虚弱，阴阳不能协调，阳不能入于阴，所以不能入睡。心中烦乱，口渴，舌红赤，都是由于暑热病邪犯于心包，致心火亢盛而心阴亏虚所引起的。偶尔说胡话，是邪热扰乱了心神。

目常开不闭，是因为两目为火的窗户，火的性质较急，加上火不能向下与阴相交，所以目常开可借这窗户而使火得以外泄。至于有时又会出现目常闭而不开，这是因为暑热亢盛的火势造成了阴液的损伤，阴液耗损后患者就会怕见阳光，所以目常闭而不开。

因而上述病证的治疗用清营汤清营分中的邪热、营热得去，就可以保护心阴不致再被耗伤。但如果见到舌苔白腻而滑，说明不仅邪热较重，而且湿邪也盛，而对湿邪盛的治疗，就忌用滋阴清热等阴柔药物，所以不能使用清营汤，可在治疗湿温病的内容中寻求治法。

清营汤方（咸寒苦甘法）

犀角 9 克生地黄 15 克玄参 9 克麦冬 9 克丹参 6 克黄连 4.5 克金银花 9 克连翘（连心用）6 克淡竹叶心 3 克

上药用水 8 杯，煮取 3 怀，日内分 3 次服。

三一、手厥阴暑温，身热不恶寒，清神不了了，时时谵语者，安宫牛黄丸主之，紫雪丹亦主之。

身热不恶寒，已无手太阴证，神气欲昏，而又时时谵语，不比上条时有谵语，谨防内闭，故以芳香开窍、苦寒清热为急。

安宫牛黄丸、紫雪丹（方义并见前）

【解读】　三十一、暑温的手厥阴心包络病证，见到

107

身热而不恶寒，神志不太清楚，时时说胡话，就要用安宫牛黄丸治疗，也可用紫雪丹治疗。

既然见身热而不恶寒，说明已无手太阴肺卫的病变。出现了神志不清，时时说胡话，比上一条中听说的偶尔说胡话又有所不同，上一条是邪入营分，而本条所述则为暑热之邪已深入手厥阴心包络，特别要注意防止邪闭心包，所以用芳香开窍、苦寒消热的药物以急救。

安宫牛黄丸、紫雪丹（方义并见前）

三二、暑温寒热，舌白不渴、吐血者，名曰暑瘵，为难治，清络饮加杏仁、薏仁、滑石汤主之。

寒热，热伤于表也；舌白不渴，湿伤于里也；皆在气分，而又吐血，是表里气血俱病，岂非暑瘵重证乎？此证纯清则碍虚，纯补则碍邪，故以清络饮清血络中之热，而不犯手；加杏仁利气，气为血帅故也；薏仁、滑石，利在里之湿，冀邪退气宁而血可止也。

清络饮加杏仁薏仁滑石汤方

即于清络饮内加杏仁二钱、滑石末三钱、薏仁三钱，服法如前。

【解读】 三十二、暑温病出现发热恶寒，舌苔白腻，口不渴，吐血的，称为暑瘵。这种病的治疗是比较困难的，可用清络饮加苦杏仁、薏苡仁、滑石汤。

暑温病有发热恶寒的表现，说明是暑热伤于卫表，但又有舌苔白腻，口不渴，则属湿邪阻于内，这些见症都属于气分病变，但又见吐血，表月血分也有病。所以上述病证是表里气血俱病。难道不是一种暑瘵重证的表现吗？

对这种病证的治疗，如单用清暑热等祛邪之法，会对原有的正气虚弱不利，而如用补益气的治法，又会有碍于祛除病邪。所以用清络饮来清除血络中的邪热，因用药较清轻，所以不违背治疗手经病变当用清轻的原则。方中加入苦杏仁是为了宣利帅气，气为血帅，气行正常，则血也可自止。

方中加入苦杏仁是为了宣利肺气，气为血帅，气行正常，则血也可自止。加用薏苡仁、滑石，是为了渗利里湿。这样希望病邪得去，气行安宁，而出血得止。

清络饮加杏仁薏仁滑石汤方

即在清络饮内加苦杏仁6克、滑石末9克、薏苡仁9克。

煎服方法与前清络饮相同。

三三、小儿暑温，身热，卒然痉厥，名曰暑痫，清营汤主之，亦可少与紫雪丹。

小儿之阴，更虚于大人，况暑月乎！一得暑温，不移时有过卫入营者，盖小儿之脏腑薄也。血络受火邪逼迫，火极而内风生，俗名急惊，混与发散消导，死不旋踵。惟以清营汤清营分之热而保津液，使液充阳和，自然汗出而解，断断不可发汗也。可少与紫雪者，清包络之热而开内窍也。

【解读】　三十三、小儿患暑湿，身发热，突然发痉神昏，称暑痫。用清营汤治疗，也可稍用些紫雪丹。

小儿属稚阴稚阳之体，阴气比成人更虚，更何况在夏月暑热亢盛之时，阴液更容易消耗。所以一旦感受暑邪，就可能很快地越过卫分而进入营分，这是由小儿脏腑娇嫩而引起的。

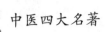

火热亢盛于营血，而导致热极生风，肝风内动，邪热闭于心包，从而发生抽痉、神昏，俗称"急惊风"。如果对这种病证乱用发散风寒或消导积滞等治法，就可能很快引起死亡。只有用清营汤来清营分中的邪热、保护阴液，使阴液充长，阳气得以调和，就能自然通过汗出而使病邪得解，但绝对不能用发汗的方法强发其汗。紫雪丹能清心包的邪热，开窍熄风，所以也可配合应用。

三四、大人暑痫，亦同上法。热初入营，肝风内动，手足瘛疭，可于清营汤中，加钩藤、丹皮、羚羊角。

清营汤、紫雪丹（方法并见前）

【解读】　三十四、成人患暑病，治疗方法与上条小儿暑痫相同；如邪热初入营分，引起肝风内动，出现手足抽搐的，可在清营汤中加入钩藤、牡丹皮、羚羊角。

清营汤、紫雪丹（方法并见前）

伏　暑

（按：暑温、伏暑，名虽异而病实同，治法须前后互参，故中下焦篇不另一门。）

三五、暑兼湿热，偏于暑之热者为暑温，多手太阴证而宜清，偏于暑之湿者为湿温，多足太阴证而宜温；湿热平等者两解之。各宜分晓，不可混也。

【解读】　（暑温和伏暑，病名虽不一样，病证性质实际上是相同的，所以对伏暑的治法应与前面的暑温互相参照。在以后的中焦和下焦篇里就不把伏暑另外列为一门了。)

三十五、暑邪的性质兼有湿与热两个方面。如感受的暑邪偏重于热，就发生暑温，大多表现为手大阴肺经热盛的病证，治疗宜用清法；如感受的暑邪偏重于湿，就发生湿温，大多表现为足太阳脾经湿盛的病证，治疗宜用温燥祛湿的方法。如感受的病邪湿与热并重，就应清热与祛湿同时施用；以上这些病证应通晓其不同之处，不能互相混淆。

此承上起下之文。按暑温、湿温，古来方法最多精妙，不比前条温病毫无尺度，本论原可不必再议，特以《内经》有先夏至为病温、后夏至为病暑之明文，是暑与温，流虽异而源则同，不得言温而遗暑，言暑而遗湿。又以历代名家，悉有蒙混之弊，盖夏日三气杂感，本难条分缕晰。惟叶氏心灵手巧，精思过人，案中治法，丝丝入扣，可谓汇众善以为长者，惜时人不能知其一、二；然其法散见于案中，章程未定，浅学人读之，有望洋之叹，无怪乎后人之无阶而升也。故本论撷拾其大概，粗定规模，俾学者有路可寻。精妙甚多，不及备录，学者仍当参考名家，细绎叶案，而后可以深造。

【解读】　这是承上启下的一段条文。对于暑温和湿温，自古以来已有很多精妙的治法，不像前面所说的湿病，以前的治法毫无一定的尺度可作依据。

所以本来在本书中可以不再讨论有关暑温、湿温的内容，但因为《内经》中有感受寒邪，先夏至日者为病温，后夏至日者为病暑的记载，表明了暑与温的病证虽有不同，但它们的病源是有联系的，所谓"流虽异而源则同"，因而在论述时就不能只论湿而遗漏了暑，只论暑而遗漏了湿。

加上历代有许多医家，对于温、暑、湿这三者，存在着蒙混不清的流弊，这是因为夏季温、暑、湿三气往往互相交杂而发病，本来也是很难条理分明的。只有叶天士才能灵于巧，对病证的认识精辟过人，在他的病案中所列的治法与病情是丝丝入扣的，正可以说是汇集了各家之所长，又能超过各家，只可惜世上的医生不能对他的学术思想了解一二。但叶氏对于这几种病的治法都散在于各个医案内，没有经过系统的整理归纳。

所以初学者在学习时，难以掌握要领，只能望洋兴叹，无怪乎后人找不到学习的途径而不能得到叶氏学术思想的精华。为此，在本书中把叶氏医案中有关暑温、湿温证治的主要内容作一整理、归纳，使其形成一个较为完整的证治系统，从而便于学习者能找到一条学习的道路。但叶氏在这方面精辟的论述甚多，不可能收集毕备，因而在学习时，还应参考历代著名的医家著作，同时对叶氏医案中的内容细加研究，而后就一定能得到进一步的提高。

再按：张洁古云："静而得之为中暑，动而得之为中热；中暑者阴证，中热者阳证"。呜呼！洁古笔下如是不了了，后人奉以为规矩准绳，此医道之所以难言也。试思中暑，竟无动而得之者乎？中热，竟无静而得之者乎？似难以动静二字分暑热。又云"中暑者阴证"，暑字从日，日岂阴物乎？暑中有火，火岂阴邪乎？暑中有阴耳，湿是也，非纯阴邪也。"中热者阳证"，斯语诚然，要知热中亦兼秽浊，秽浊亦阴类也，是中热非纯无阴也。盖洁古所指之中暑，即本论后文之湿温也；其所指之中热，即本论前条之温热也。张景岳又细分阴暑、阳暑：所谓阴暑者，即暑之偏于湿，而成足太阴之里证也；阳暑者，即暑之偏于热，而成手太阴之表证也。学者非目无全牛，不能批隙中窾，宋元以来之名医，多自以为是，而不求之自然之法象，无怪乎道之常不明，而时人之随手杀人也，可胜慨哉！

【解读】 再按：张洁古曾提出：夏季感受暑邪为病，在安静状态下得病的称为中暑，在劳作状态下得病的称为中热，中暑属于阴证，而中热属于阳证。啊！张洁古的笔下竟然如此不清楚，而后人居然把这种说法当做规矩准绳来遵循，这样一来，医学的道理就很难讲明白了。

只要设想一下，中暑难道就没有因劳作而得病的吗？而中热竟然就没有在安静的状态下得病的吗？所以很难用动与静来区别中暑还是中热。至于张洁古所说的中暑是阴证，只要看一下暑字是从日字即知，日岂能说是属于阴？暑的性质属火，火难道属于阴邪吗？当然，暑中可以夹湿，而湿属于阴邪，但暑本身绝不纯属阴邪。至于中热属于阳证，这句话是完全对的，但在这种热之中也可兼夹有秽浊之气，这种秽浊之气也属于阴邪之类，因而中热也并非绝对不含阴邪。

要知道，张洁古所说的中暑，就是本书在后面将要讨论的湿温，而他说的中热，就是木书在前面已经讨论过的温热。明代医家张景岳暑病仔细地辨为阴暑和阳暑两大类，而阴暑就是暑中偏于湿盛的，主要表现为足太阴脾经的里证病变，而阳暑就是暑病中偏于湿盛的，主要表现为足太阴脾经的表证病变。

习医的人如在学术上没有达到目无全牛的纯熟地步，是不可能找到关键之处而解决问题的。宋元以来的许多医家，大多自以为是，而不能认真地去研究自然界各种现象、规律及其相互间的关系，无怪乎对客观的规律都搞不明白，造成现今的医生因此而常常误人性命，真是令人不胜感慨！

三六、长夏受暑，过夏而发者，名曰伏暑。霜未降而发者少轻，霜既降而发者则重，冬日发者尤重，子、午、丑、未之年为多也。

【解读】 三十六、在长夏季节感受暑邪，当时未发病，而过了夏季才发病的，称为伏暑。如在霜降之前发病的，病情较轻；如在霜降之后发病的，病情就较重；直到冬天才发病的，病情更重。本病一般在子、午、丑、未的年份较为多见。

长夏盛暑，气壮者不受也；稍弱者但头晕片刻，或半日而已，次则即病；其不即病而内舍于骨髓，外舍于分肉之间者，气虚者也。盖气虚不能传送暑邪外出，必待秋凉金气相搏而后出也。金气本所以退烦暑，金欲退之，而暑无所藏，故伏暑病发也。其有气虚甚者，虽金风亦不能击之使出，必待深秋大凉、初冬微寒相逼而出，故尤为重也。子、午、丑、未之年为独多者，子、午君火司天，暑本于火也；丑、未湿土司天，暑得湿则留也。

【解读】 在长夏季节，暑邪较盛，正气壮实的人不会感受外邪而发病；体质稍弱的，虽可感受病邪，但病情甚轻，只是感到短时间的头晕而已，最多也不过半天就可以自愈了；再其次的，在感受外邪后就立即发病；还有一种因正气较虚而不立即发病的，病邪可以藏伏在骨髓之内或者分肉之间。

由于正气虚弱，不能抵抗外邪，逐邪外出，所以一定要等到秋季，受秋凉之气的搏击，内伏的暑邪才能向外发出。秋主令为金凉之气，本来就可以消退暑热之气。此时金凉之气要退暑邪，伏藏于体内的暑邪无所避藏，所以就发为伏暑病。另外还有一种情况，人体的正气虚弱已极，虽然处于秋季，秋凉之气仍不能使内伏的暑邪外出发病，就要等到深秋季节天已大凉，甚至到初冬之时天已寒冷，由这种寒冷之气逼迫而使暑邪外出发病，因而病情特别严重。子、午属少阴君火司天之年，暑又属火；丑、未是太阴湿土司天之年，暑邪得湿则留滞不化。所以每逢子、午、丑、未之年，伏暑的发生就可能较多。

三七、头痛微恶寒，面赤烦渴，舌白，脉濡而数者，虽在冬月，犹为太阴伏暑也。

头痛恶寒，与伤寒无异；面赤烦渴，则非伤寒矣，然犹似伤寒阳明证；若脉濡而数，则断断非伤寒矣。盖寒脉紧，风脉缓，暑脉弱，濡则弱之象，弱即濡之体也。濡即离中虚，火之象也；紧即坎中满，水之象也。火之性热，水之性寒，象各不同，性则迥异，何世人悉以伏暑作伤寒治，而用足六经羌、葛、柴、芩每每杀人哉！象各不同，性则迥异，故曰虽在冬月，定其非伤寒而为伏暑也。冬月犹为伏暑，秋日可知。伏暑之与伤寒，犹男女之别，一则外实中虚，一则外虚中实，岂可混哉！

【解读】 三十七、患者如出现头痛，有轻度的怕冷，而面部红赤，心烦口褐，舌苔白，脉濡数等症状，虽在冬天，也要考虑为手太阴伏暑病。

患者头痛、轻度怕冷，与伤寒初起寒邪在表病证的表现相同，但又有面色红赤，心烦而口渴，表明并非是伤寒。与伤寒阳明证有些相类似，但因其脉是濡而数，而不是伤寒阳明证的洪大脉，所以也绝不是伤寒阳明证。从脉象上看，寒邪在表脉紧，风邪在表脉缓，暑病初起即见到弱脉。

濡脉也是一种弱脉的表现，所以说，濡为弱的征象，而弱为濡的本性。濡脉是卦爻离中虚的表现，也就是火的表现，而紧脉是卦爻中坎中满的表现，也就是水的表现。火的性质属热，水的性质属寒，象征各不相同，性质迥然有别。怎奈何世上的人却都把伏暑作为伤寒来治疗，所用药物多是治疗伤寒足太阳经等六经病变所用的羌活、葛根、柴胡、黄芩等，每每能害人性命。伤寒与伏暑，征象相同，性质完全不同，所以虽然在冬日发病，只要符合伏暑的病证特点，但还应认定其为伏暑，当然，发于秋季的更要考虑到伏暑。伏暑与伤寒好像男与女一样，有绝对的区别，伏暑是外现实象而内在正气已虚，伤寒则是外有虚象，而内里正气尚实，两者决然不同，怎么可以混淆呢"

三八、太阴伏暑，舌白口渴，无汗者，银翘散去牛蒡、元参加杏仁、滑石主之。

此邪在气分而表实之证也。

【解读】　三十八、伏暑病的手太阴病证，发现如上条所述外，还有舌苔白，口渴，身无汗的，用银翘散去牛蒡、元参，加入苦杏仁、滑石来治疗。

这是伏暑邪在气分、兼有表实无汗者的治疗方法。

三九、太阴伏暑，舌赤口渴，无汗者，银翘散加生地、丹皮、赤芍、麦冬主之。

此邪在血分而表实之证也。

【解读】 三十九、伏暑病的手太阴病证表现如上条所述外，还有舌质红赤，口渴，身无汗的，用银翘散加入生地黄、牡丹皮、赤芍、麦冬来治疗。

这是伏暑邪在血分，兼有表实无汗者的治疗方法。

四十、太阴伏暑，舌白口渴，有汗，或大汗不止者，银翘散去牛蒡子、元参、芥穗，加杏仁、石膏、黄芩主之。脉洪大，渴甚汗多者，仍用白虎法；脉虚大而芤者，仍用人参白虎法。

此邪在气分而表虚之证也。

【解读】 四十、伏暑病的手太阴病证，如出现舌苔白，口渴，身有汗，或大汗不止的，用银翘散去牛蒡子、玄参、荆芥穗，加入苦杏仁、石膏、黄芩治疗。如见脉洪大，口渴甚而汗多的，仍然用白虎汤治疗；如见脉虚大而芤的，仍然用白虎加人参汤治疗。

这是伏暑邪在气分，兼表虚有汗者的治疗方法。

四一、太阴伏暑，舌赤口渴汗多，加减生脉散主之。

此邪在血分而表虚之证也。

银翘散去牛蒡子元参加杏仁滑石方

即于银翘散内，去牛蒡子、元参，加杏仁六钱、飞滑石一两。

服如银翘散法。

胸闷加郁金四钱、香豉四钱；呕而痰多，加半夏六钱、茯苓六钱：小便短，加薏仁八钱、白通草四钱。

银翘散加生地丹皮赤芍麦冬方

即于银翘散内，加生地六钱、丹皮四钱、赤芍四钱、麦冬六钱。

服法如前。

银翘散去牛蒡子元参芥穗加杏仁石膏黄芩方

即于银翘散内，去牛蒡子、元参、芥穗，加杏仁六钱、生石膏二两、黄芩五钱。

服法如前。

白虎法、白虎加人参法（俱见前）

加减生脉散方（酸甘化阴）

沙参（三钱）麦冬（二钱）五味子（一钱）丹皮（二钱）细生地（三钱）

水五杯，煮二杯，分温再服。

【解读】　四十一、伏暑病的手太阴病证，如出观舌质红赤，口渴而汗多时，用加减生脉散治疗。这是伏暑邪在血分，兼表虚有汗者的治疗方法。

银翘散去牛蒡子元参加杏仁滑石方

即在银翘散内，去牛蒡子、玄参，加苦杏仁18克、飞滑石30克。

服法与银翘散的服法相同。

如见胸闷，加郁金12克、香豆豉12克；如呕吐而痰多，加半夏18克、茯苓18克；如小便短少，可加薏苡仁24克、白通草12克。

银翘散加生地丹皮赤芍麦冬方

即在银翘散内，加生地黄18克、麦冬18克、牡丹皮

12 克、赤芍 12 克

服法与前面所述银翘散相同。

银翘散去牛蒡子元参芥穗加杏仁石膏黄芩方

即在银翘散内，去牛蒡子、玄参、荆芥穗，加苦杏仁 18 克、生石膏 30 克、黄芩 15 克。

服法与前面所述银翘散相同。

白虎汤、白虎加人参汤加减生脉散方

沙参 9 克细生地黄 9 克麦冬 6 克牡丹皮 6 克五味子 3 克，以上药物用水 5 杯，煮取 2 杯，分 2 次温服。

四二、伏暑、暑温、湿温，证本一源，前后互参，不可偏执。

【解读】 四十二、伏暑、暑温、湿温，这 3 种病的致病原因都与暑、热、湿有关，所以这 3 种病的证治内容可以前后相互参照，不必拘执一端。

湿 温

四三、头痛恶寒，身重疼痛，舌白不渴，脉弦细而濡，面色淡黄，胸闷不饥，午后身热，状若阴虚，病难速已，名曰湿温。汗之则神昏耳聋，甚则目瞑不欲言，下之则洞泄，润之则病深不解，长夏深秋冬日同法，三仁汤主之。

【解读】 四十三、在发病之初，患者有头痛，恶寒，身体因重而疼痛，舌苔白腻，口不渴，脉象弦细而濡，面色淡黄，胸闷不适，没有饥饿感，午后发热较显著，与阴虚发热相类似。这种病难以很快地治愈，称为湿温。对这种病的治疗，如果误用辛温发汗的方法，可导致神志昏糊、耳聋，甚至两目闭合而不想说话；如果误用了攻下，可引起大便泻利不止；如果误用了滋润养阴，可导致病邪深锢而难以解除。对这种病证的治疗，不论发生于长夏、深秋，还是在冬天，都用同一治法，可用三仁汤治疗。

头痛恶寒，身重疼痛，有似伤寒，脉弦濡，则非伤寒矣。舌白不渴，面色淡黄，则非伤暑之偏于火者矣。胸闷不饥，湿闭清阳道路也。午后身热，状若阴虚者，湿为阴邪，阴邪自旺于阴分，故与阴虚同一午后身热也。湿为阴邪，自长夏而来，其来有渐，且其性氤氲粘腻，非若寒邪之一汗即解，温热之一凉即退，故难速已。世医不知其为湿温，见其头痛恶寒身重疼痛也，以为伤寒而汗之，汗伤心阳，湿随辛温发表之药蒸腾上逆，内蒙心窍则神昏，上蒙清窍则耳聋目瞑不言。见其中满不饥，以为停滞而大下之，误下伤阴，而重抑脾阳之升，脾气转陷，湿邪乘势内渍，故洞泄。

【解读】　在发病之初见到头痛，恶寒，身体困重而疼痛，与伤寒初起寒邪在表的症状表现相类似，但脉呈弦濡象，则不是伤寒初起所见的脉象。其舌苔白腻，口不渴，面色淡黄，与感受暑邪之偏于火热盛的病证表现也不相同。

所见的胸闷不适，无饥饿感等症状，是因为温邪困阻气机，清阳运行的道路不畅所致。本病也可出现午后身热较为显著，与阴虚发热的午后热甚相似，这是因为所感受的湿邪属于阴邪，阴邪之气在阴分较为旺盛，与阴虚发热的情况完全不同。

从长夏开始，湿气渐重，湿邪是一种阴邪，而湿性黏腻难除，又如烟雾难以散开，不像感受了寒邪后可以用辛温发散寒邪的方法，只要汗一出，就可以使寒邪随汗而解；也不像感受了温热之邪，只要用寒凉之剂，也可药到病除，所以说难以很快地治愈。

对于湿温的治疗，世俗的医生，因往往不知是湿温，而经常发生治疗的错误。其中有见到发热恶寒、身重疼痛，就误认为是伤寒表证，而用辛温发汗的方法治疗。

发汗后不仅会耗伤心之阳气，而且还会使湿邪随辛温发表药物的药性蒸腾上逆，如湿浊之邪蒙蔽心窍，可造成神志昏糊不清，如湿浊之邪蒙清窍，清阳之气不能上升，则可引起两耳听力下降，甚至耳聋，两目喜闭而不想睁开、昏睡而不想说话。

也有因见胸闷饱满而无饥饿感，就认为是胃有宿食停滞，因而投用攻下法，不仅耗伤了阴液，而且进一步抑制了脾阳的升发，使脾气转而下陷，失去了化湿的功能，于是湿邪乘机在内更盛，下注肠腑，引起洞泄不止。

见其午后身热，以为阴虚而用柔药润之，湿为胶滞阴邪，再加柔润阴药，二阴相合，同气相求，遂有锢结而不可解之势。惟以三仁汤轻开上焦肺气，盖肺主一身之气，气化则湿亦化也。湿气弥漫，本无形质，以重浊滋味之药治之，愈治愈坏。伏暑湿温，吾乡俗名秋呆子，悉以陶氏《六书》法治之，不知从何处学来，医者呆，反名病呆，不亦诬乎！再按：湿温较诸温，病势虽缓而实重，上焦最少，病势不甚显张，中焦病最多，详见中焦篇，以湿为阴

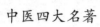

邪故也，当于中焦求之。

三仁汤方

杏仁（五钱）飞滑石（六钱）白通草（二钱）白蔻仁（二钱）竹叶（二钱）厚朴（二钱）生薏仁（六钱）半夏（五钱）

甘澜水八碗，煮取三碗，每服一碗，日三服。

【解读】 还有因见到午后身热较甚，就认为属于阴虚发热，使用甘寒阴柔的药来润养阴液。而湿邪本身就是阴柔黏腻性质的病邪，再加上用药又是阴柔之品，两种阴柔之性相合，更使湿邪胶结于里而难以祛除。

对于这类病证的治疗，只有用三仁汤来轻开上焦的肺气最为适宜。因为肺主一身之气，如肺气得以宣通，全身之气都可得到宣通，气一行则湿也就随之而得化，所以宣化气机也就起到了化湿的作用。

湿气是一种弥漫之气，本来没有什么固定的形状和质地，如果用味厚重浊滋腻的药物去治疗，必然会使湿邪更难祛除，而越治病越严重。伏暑和湿温，在我的家乡俗称"秋呆子"，都是用陶节庵《伤寒六书》中的方法去治疗，也不知是从哪里学来的。这分明是医生呆，反而把病说成是呆子，不是太冤枉了吗？

还要说明的是，湿温与其他的湿病比较，病势虽然缓一些，但实际上病情是较重的，病情虽然可以涉及上、中、下三焦，但上焦之病证较少，中焦的病证最多，这是因为湿属阴邪，并与脾经的关系较大的缘故，所以往往要从中焦论治。详细内容可见本书的中焦篇。

三仁汤方

杏仁 15 克飞滑石 18 克白通节 6 克豆蔻仁 6 克淡竹叶 6 克厚朴 6 克生薏苡仁 6 克半夏 15 克

上列药物用甘澜水 8 碗，煮取 3 碗，每次服 1 碗，1 日 3 次。

四四、湿温邪入心包，神昏肢逆，清宫汤去莲心、麦冬，加银花、赤小豆皮，煎送至宝丹，或紫雪丹亦可。

湿温著于经络，多身痛身热之候，医者误以为伤寒而汗之，遂成是证。仲景谓湿家忌发汗，发汗则病痉。湿热相搏，循经入络，故以清宫汤清包中之热邪，加银花、赤豆以清湿中之热，而又能直入手厥阴也。至宝丹去秽浊复神明，若无至宝，即以紫雪代之。

清宫汤去莲子麦冬加银花赤小豆皮方

犀角（一钱）连翘心（三钱）元参心（二钱）竹叶心（二钱）银花（二钱）赤小豆皮（三钱）

至宝丹、紫雪丹方（并见前）

【解读】 四十四、湿温病如发生邪入心包，出现神志昏迷、手足发冷，治疗可用清宫汤去莲心、麦冬加金银花、赤小豆皮煎汤，送服至宝丹或紫雪丹。

湿温在初起之时，由于湿邪阻于肌表经络，所以会出现全身疼痛、发热等症状，如果医生误认为是伤寒表证而用辛温发汗的治法，就可以导致以上病证的发生。张仲景在《金匮要略》中说：感受湿邪而发病者，忌用发汗的方法，如误用发汗，可引起痉病。

上条所述是湿热之邪因误汗而循经络内犯心包络，造成神志失常，所以用清宫汤来清泄心包络中的热邪，加用银花和赤小豆是为清泄与湿邪相合的热邪，同时又能直接

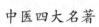

进入手厥阴心包络。但湿热之邪闭于心包络，单用清宫汤力最较弱，所以又配合至宝丹，有芳香逐秽开窍的作用，可促使神态恢复清醒。如没有至宝丹，也可用紫雪丹代替。

清宫汤去莲心麦冬加银花赤小豆皮方

犀角3克玄参心6克淡竹叶心6克连翘心9克赤小豆皮9克

至宝丹、紫雪丹方（并见前）。

四五、湿温喉阻咽痛，银翘马勃散主之。

肺主气，湿温者，肺气不化，郁极而一阴一阳（谓心与胆也）之火俱结也。盖金病不能平木，木反挟心火来刑肺金。喉即肺系，其闭在气分者即阻，闭在血分者即痛也，故以轻药开之。

银翘马勃散方（辛凉微苦法）

连翘（一两）牛蒡子（六钱）银花（五钱）射干（三钱）马勃（二钱）

上杵为散，服如银翘散法。不痛但阻甚者，加滑石六钱、桔梗五钱、苇根五钱。

【解读】 四十五、湿温病如出现咽喉阻塞疼痛，用银翘马勃散治疗。

肺主全身之气，而在湿温病中，因湿邪阻遏而致肺的气机不能宣化，如一阴一阳（一阴指手少阴君火，一阳指手少阳胆火）的火都上聚而郁结于咽喉，就会出现咽喉的阻塞疼痛。因肺金有病而不能平抑胆木，胆木反可挟心火而上灼于肺金。喉部为肺金所系，因而如肺金火盛就会引起咽喉部的阻塞和疼病。如病变侧重于气分，以咽喉的阻塞为主；如病变侧重于血分，就以咽喉的疼痛为主。因病变在上，所以治疗用轻清宣开的方药。

银翘马勃散方

连翘30克牛蒡子18克金银花15克射干9克马勃6克

以上药物用槌捣成粗末，服法可参照银翘散的方法。

如咽喉不痛而阻塞较甚者，加滑石18克，桔梗、苇根各15克。

四六、太阴湿温，气分痹郁而哕者（俗名为呃），宣痹汤主之。

上焦清阳膹郁，亦能致哕，治法故以轻宣肺痹为主。

宣痹汤（苦辛通法）

枇杷叶（二钱）郁金（一钱五分）射干（一钱）白通草（一钱）香豆豉（一钱五分）

水五杯，煮取二杯，分二次服。

【解读】　四十六、湿温病手太阴肺经病变，如湿热郁阻气机，可致喉间呃呃连声作响的哕。对本病证的治疗用宣痹场。

凡是上焦清阳之气郁阻不得宣通的，都可引起哕，所以治疗以轻宣肺气的痹阻为主。

宣痹汤（苦辛通法）

枇杷叶6克郁金4.5克射干3克白通草3克香豆鼓4.5克。

上药用水5杯，煮取2杯，1日内分2次服。

四七、太阴湿温喘促者，千金苇茎汤加杏仁、滑石主之。

《金匮》谓喘在上焦，其息促。太阴湿蒸为痰，喘息不宁，故以苇茎汤轻宣肺气，加杏仁、滑石利窍而逐热饮。若寒饮喘咳者，治属饮家，不在此例。

千金苇茎汤加滑石杏仁汤（辛淡法）

苇茎（五钱）薏苡仁（五钱）桃仁（二钱）冬瓜仁（二钱）滑石（三钱）杏仁（三钱）

水八杯，煮取三杯，分三次服。

【解读】 四十七、湿温手太阴肺经病变，出现呼吸急促而喘的，治疗用千金苇茎汤加滑石苦杏仁汤。

《金匮要略》中说：喘是属于上焦的病变，主要表现为呼吸短促。本证所发生的喘是由于湿热蕴蒸而成痰，痰阻于肺就会导致喘促不宁。治疗用千金苇茎汤化痰泄热，轻宣肺气，加苦杏仁、滑石可宣降肺气，通利小便，上药合用可清化痰热，也就是"逐热饮"。如是由寒饮壅阻于肺而引起的喘咳，应按照痰饮的治法，不在本条所述之列。

千金苇茎汤加滑石杏仁汤

苇茎 15 克薏苡仁 15 克桃仁 6 克冬瓜子 6 克滑石 9 克苦杏仁 9 克

上药用水 8 怀，煮取 3 杯，1 日内分 3 次服。

四八、《金匮》谓太阳中喝，身热疼痛而脉微弱，此以夏月伤冷水，水行皮中所致也，一物瓜蒂汤主之。

此热少湿多，阳郁致病之方法也。瓜蒂涌吐其邪，暑湿俱解，而清阳复辟矣。

一物瓜蒂汤方

瓜蒂（二十个）

上捣碎，以逆流水八杯，煮取三杯，先服一杯，不吐再服，吐停后服。虚者加参芦三钱。

【解读】　四十八、《金匮要略》中说：太阳中暍，表现为身体发热疼痛，脉象微弱。这是因为在夏季感受暑邪，又因伤于冷水，寒湿之邪行于肌肤所导致的。治疗方法用一物瓜蒂汤。

这里用一物瓜蒂汤所治的中暍，是属于感受暑热较轻而湿邪较重，清阳被郁的病证。方中所用的瓜蒂有涌吐作用，可以通过涌吐而使暑湿之邪向外而解，清阳自然就能得到伸展。

四九、寒湿伤阳，形寒脉缓，舌淡，或白滑不渴，经络拘束，桂枝姜附汤主之。

载寒湿，所以互证湿温也。按寒湿伤表阳中经络之证，《金匮》论之甚详，兹不备录。独采叶案一条，以见湿寒、湿温不可混也。形寒脉缓，舌白不渴，而经络拘束，全系寒证，故以姜附温中，白术燥温，桂枝通行表阳也。

桂枝姜附汤（苦辛热法）

桂枝（六钱）干姜（三钱）白术（生，三钱）熟附子（三钱）

水五杯，煮取二杯，渣再煮一杯服。

【解读】　四十九、寒湿最容易损伤阳气，如见到形寒怕冷，脉象缓，舌质淡，或舌苔白滑，口不渴，全身经脉拘急不舒的，治疗用桂枝姜附汤。

本条所论的是寒湿为病。寒湿本来属于温病范畴，之所以要载寒湿的内容，是为了与湿温相互参照。对于寒湿之邪损伤肌表阳气而侵犯经络的病证，在《金匮要略》中已有很详细的论述，所以本书中不再全部作介绍。只在叶

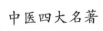

天士医案中选取一个病例，以表示寒湿与湿温两者不可混淆。

　　本条中所述的形寒怕冷、脉缓、舌质淡或舌苔白滑，口不渴，经脉拘急不舒等表证症状，都是感受寒湿的表现，所以治疗所用的方中以干姜、附子温中祛寒，白术燥湿健脾，桂枝宣通肌表的阳气。

　　桂枝姜附汤（苦辛热法）

　　桂枝18克干姜9克白术（生）9克熟附子9克

　　上药用水5杯，煎煮成2杯，药渣再煮1杯，1日内分3次服。

温　疟

　　五十、骨节疼烦，时呕，其脉如平，但热不寒，名曰温疟，白虎加桂枝汤主之。

　　阴气先伤，阳气独发，故但热不寒，令人消烁肌肉，与伏暑相似，亦温病之类也。彼此实足以相混，故附于此，可以参观而并见。治以白虎加桂枝汤者，以白虎保肺清金，峻泻阳明独胜之热，使不消烁肌肉，单以桂枝一味，领邪外出，作向导之官，得热因热用之妙。经云："奇治之不治，则偶治之，偶治之不治，则求其属以衰之"，是也，又谓之复方。

　　白虎加桂枝汤方（辛凉苦甘复辛温法）

　　知母（六钱）生石膏（一两六钱）粳米（一合）桂枝木（三钱）炙甘草（二钱）

水八碗，煮取三碗。先服一碗，得汗为度，不知再服，知后仍服一剂，中病即已。

【解读】 五十、疟疾病在发作时，骨节疼痛而烦躁不安，时时作呕，但脉象却如一股疟疾，只发热而恶寒的表现不明显，这种疟疾称为温疟。用白虎加桂枝汤治疗。

本条所述的疟疾是由于体内的阴气先有损伤，而阳热之气独盛所造成的。因而在症状表现上，只发热而恶寒不明显，并可使人肌肉消瘦。它的发病季节和症状表现与伏暑有些类似，两者容易相互混淆，而温疟也属于温病，所以就附在这里进行讨论，可以与其他温病的证治进行比较，相互参照。

对温疟的治疗用白虎加桂枝汤，是因为可用白虎汤清肺热以保存肺金阴液，又能大清阳明胃经亢盛之热，使邪热不致消烁肌肉。方中单用桂枝一味药，其作用是作为向导，领邪外出，以帮助祛除在里的邪热。桂枝是辛温的药物，用于里热证有热因热用而起反佐作用之妙。《内经》中指出，用单一的方法治疗如没有效果，就可用复合的方法来治疗，用复合的方法治疗仍不见效，就可选用与病证性质属性相同的药物以减退病邪之势。

本条所用的白虎加桂枝汤就是这一用意，也可称是复方。

白虎加桂枝汤方（辛凉苦甘复辛温法）

知母18克生石膏48克粳米30克桂枝木9克炙甘草6克

上药用水8碗，煎煮成3碗。先服下1碗，如服后能出汗，为已产生治疗效果，如不出汗就要再服。即使服药后已有汗的，仍有必要再服 1 剂，病不发作就可以停服。

五一、但热不寒，或微寒多热，舌干口渴，此乃阴气先伤，阳气独发，名曰瘅疟，五汁饮主之。

仲景于瘅疟条下，谓以饮食消息之，并未出方，调如是重病而不用药，特出饮食二字，重胃气可知。阳明于脏象为阳土，于气运为燥金，病系阴伤阳独，法当救阴何疑。重胃气，法当救胃阴何疑。制阳土燥金之偏胜，配孤阳之独亢，非甘寒柔润而何！此喻氏甘寒之论，其超卓无比伦也。叶氏宗之，后世学者，咸当宗之矣。

五汁饮（方见前）

加减法：此甘寒救胃阴之方也。欲清表热，则加竹叶、连翘；欲泻阳明独胜之热，而保肺之化源，则加知母；欲救阴血，则加生地、元参；欲宣肺气，则加杏仁；欲行三焦开邪出路，则加滑石。

五二、舌白渴饮，咳嗽频仍，寒从背起，伏暑所致，名曰肺疟，杏仁汤主之。

肺疟，疟之至浅者。肺疟虽云易解，稍缓则深，最忌用治疟印板俗例之小柴胡汤。盖肺去少阳半表半里之界尚远，不得引邪深入也，故以杏仁汤轻宣肺气，无使邪聚则愈。

杏仁汤方（苦辛寒法）

杏仁（三钱）黄芩（一钱五分）连翘（一钱五分）滑石（三钱）桑叶（一钱五分）茯苓块（三钱）白蔻皮（八分）梨皮（二钱）

水三杯，煮取二杯，日再服。

【解读】　五十二、疟疾病发作时，症状表现为舌苔白，口渴欲饮，咳嗽接连不断，先从背部感觉恶寒。这是夏季感受的暑邪内伏于肺经而发，称为肺疟，治疗用苦杏仁汤。

肺疟是疟疾中病情较为轻浅的一种类型。肺疟虽然一般认为较容易治疗，但如果治疗不及时，也会造成病邪深入。对这一病证的治疗，最忌使用按邪在少阳治疗疟疾的套用方小柴胡汤。这是因为肺疟的病位在肺，而肺离少阳的部位还很远的缘故。如误用小柴胡汤，就反而可以引邪深入。所以用苦杏仁汤轻宣肺气，使肺中的暑湿之邪得以分解，不能聚合，疟疾自然得愈。

杏仁汤方（苦辛寒法）

苦杏仁9克滑石9克桑叶2.5克茯苓块9克豆蔻皮2.4克梨皮6克黄芩2.5克连翘2.5克

五三、热多昏狂，谵语烦渴，舌赤中黄，脉弱而数，名曰心疟，加减银翘散主之；兼秽，舌浊口气重者，安宫牛黄丸主之。

心疟者，心不受邪，受邪则死，疟邪始受在肺，逆传心包络。其受之浅者，以加减银翘散清肺与膈中之热，领邪出卫；其受之重其，邪闭心包之窍，则有闭脱之危，故以牛黄丸，清宫城而安君主也。

加减银翘散方（辛凉兼芳香法）

连翘（十分）银花（八分）元参（五分）麦冬（五分，不去心）犀角（五分）竹叶（三分）

共为粗末，每服五钱，煎成去渣，点荷叶汁二、三茶匙。日三服。

安宫牛黄丸方

【解读】 五十三、疟疾病发作时，热势甚高，神志昏迷而狂躁，说胡话。烦乱不安，口渴，舌质红赤，舌中心苔黄，脉象弱而数，称为心疟，用加减银翘散治疗。如兼有秽浊之邪内闭心包，舌苔垢浊而口中秽气甚重的，用安宫牛黄丸治疗。

心一般不能受邪，如受邪就会死亡。至于心疟，是指疟邪初犯于肺，后来又递传心包所发生的一种病证。对其中病情较轻的，可用加减银翘散，通过清泄肺与隔中的邪热，使初入心营的邪热能透达于外，从外而解，即所谓"领邪出卫"。而对其中病情较重的，因邪已闭于心窍，内闭甚则有导致正气外脱的危险，所以要用安宫牛黄丸清泄心包之邪热，芳香开窍，这样才能使心所主的神明得安。

加减银翘散方

连翘10份金银花8份玄参5份麦冬5份淡竹叶3份

上药按上述配方比例一起研成粗末。每次用15克加水煎煮，煎成后去除药渣服，并加入鲜荷叶汁二三茶匙。1日服3次。

安宫牛黄丸方。

秋　燥

五四、秋感燥气，右脉数大，伤手太阴气分者，桑杏汤主之。

前人有云：六气之中，惟燥不为病，似不尽然。盖以《内经》少秋感于燥一条，故有此议耳。如阳明司天之年，岂无燥金之病乎？大抵春秋二令，气候较夏冬之偏寒偏热为平和，其由于冬夏之伏气为病者多，其由于本气自病者少，其由于伏气而病者重，本气自病者轻耳。其由于本气自病之燥证，初起必在肺卫，故以桑杏汤清气分之燥也。

桑杏汤方（辛凉法）

桑叶（一钱）杏仁（一钱五分）沙参（二钱）象贝（一钱）香豉（一钱）栀皮（一钱）梨皮（一钱）

水二杯，煮取一杯，顿服之，重者再作服（轻药不得重用，重用必过病所。再一次煮成三杯，其二、三次之气味必变，药之气味俱轻故也）。

【解读】 五十四、秋季感受燥气为病，称为秋燥。在初起时，右手脉象数而大，是燥邪伤于手太阴肺经气分，用桑杏汤治疗。

前人有种说法：在六气之中，只有燥不会引起疾病。这种说法恐怕是不符合实际情况的。大概因为在《内经》的病机第19条中没有秋季感受燥邪致病一条，所以会有这种错误的说法。在阳明司天之年，难道没有燥金的病变吗？一般来说，与夏季之太热、冬季之太冷相比，春秋季节的气候是比较平和的。从外感疾病的病因来看，冬夏季节的伏气温病较多，而感受当令之气发病的较为少些；从外感疾病的病情来看，因伏气而发病的较为重些，而因感受当今之气发病的则较为轻些。以秋燥而言，是感受秋季当今的燥邪，所以初起时病变必在肺卫，对其治疗，用桑

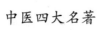

杏汤可以清肺卫的燥邪而宣降肺气。

桑杏汤方（辛凉法）

桑叶3克苦杏仁4.5克沙参6克象贝3克香豆鼓3克栀皮3克梨皮3克

上药用水2杯，煎煮成1杯，1次服下。如病情较重的，可再服1剂（因本方所用的是轻宣肺经燥邪的药，所以不得用量过重，过重就会使药力过上焦病所。如果把1剂药煮二三次，后来二三次所煎成药的气味必然会有所改变，这是因为药的气味俱已轻清上浮）。

五五、感燥而咳者，桑菊饮主之。

亦救肺卫之轻剂也。

桑菊饮方（见前）

【解读】 五十五、因感受燥邪而咳嗽的，可用桑菊饮治疗。

桑菊饮是治疗风温邪在肺卫的辛凉轻剂，对于感受燥邪而咳嫩的病证也可使用。

桑菊钦方（见前面所载）

五六、燥伤肺胃阴分，或热或咳者，沙参麦冬汤主之。

此条较上二条，则病深一层矣，故以甘寒救其津液。

沙参麦冬汤（甘寒法）

沙参（三钱）玉竹（二钱）生甘草（一钱）冬桑叶（一钱五分）麦冬（三钱）生扁豆（一钱五分）花粉（一钱五分）

水五杯，煮取二杯，日再服。久热久咳者，加地骨皮三钱。

【解读】 五十六、如燥邪灼伤了肺胃阴液，或表现为身热不退，或表现为干咳不止的，用沙参麦冬汤治疗。

这一条所述的病证，比上面两条的病情要深入一层，所以必须用甘寒养阴生津之剂来救肺胃之阴。

沙参麦冬汤（甘寒法）

沙参 9 克玉竹 6 克生甘草 3 克冬桑叶 4.5 克麦冬 9 克生扁豆 4.5 克天花粉 4.5 克。

上药用水 5 杯，煎煮成 2 杯，1 日内分 2 次服。如肺热较甚而身热、咳嗽日久不愈，可加入地骨皮 9 克。

五七、燥气化火，清窍不利者，翘荷汤主之。

清窍不利，如耳鸣目赤，龈胀咽痛之类。翘荷汤者，亦清上焦气分之燥热也。

翘荷汤（辛凉法）

薄荷（一钱五分）连翘（一钱五分）生甘草（一钱）黑栀皮（一钱五分）桔梗（二钱）绿豆皮（二钱）

水二杯，煮取一杯，顿服之。日服二剂，甚者日三。

加减法：耳鸣者，加羚羊角、苦丁茶；目赤者，加鲜菊叶、苦丁茶、夏枯草；咽痛者，加牛蒡子、黄芩。

【解读】 五十七、感受燥邪后，燥邪化火上犯而致清窍不利的，用翘荷汤治疗。

清窍不利的表现有耳鸣、两目红赤、齿龄肿胀、咽喉疼痛等。用翘荷汤可以清上焦气分的燥热之邪。

翘荷汤（辛凉法）

薄荷 4.5 克连翘 4.5 克生甘草 3 克黑桅皮 4.5 克桔梗 6 克绿豆皮 6 克

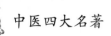

上药用水2杯，煎煮成1杯，1次服下。1日之中可服2剂，病情较重的，1日可服3次。

（加减法）临床上运用翘荷汤时，可根据燥热盛于上焦的不同表现而进行加减，如耳鸣较甚，加入羚羊角、苦丁茶；两目红赤较甚，加入鲜菊叶、苦丁茶、夏枯草；咽痛较甚，加入牛蒡子、黄芩。

五八、诸气膹郁，诸痿喘呕之因于燥者，喻氏清燥救肺汤主之。

喻氏云：诸气膹郁之属于肺者，属于肺之燥也，而古今治气郁之方，用辛香行气，绝无一方治肺之燥者。诸痿喘呕之属于上者，亦属于肺之燥也，而古今治法以痿呕属阳明，以喘属肺，是则呕与痿属之中下，而惟喘属之上矣，所以千百方中亦无一方及于肺之燥也。即喘之属于肺者，非表即下，非行气即泻气，间有一、二用润剂者，又不得其肯綮。

总之，《内经》六气，脱误秋伤于燥一气，指长夏之湿为秋之燥。后人不敢更端其说，置此一气于不理，即或明知理燥，而用药夹杂，如弋获飞虫，茫无定法示人也。

今拟此方，命名清燥救肺汤，大约以胃气为主，胃土为肺金之母也。其天门冬虽能保肺，然味苦而气滞，恐反伤胃阻痰，故不用也；其知母能滋肾水清肺金，亦以苦而不用；至如苦寒降火正治之药，尤在所忌，盖肺金自至于燥，所存阴气不过一线耳，倘更以苦寒下其气，伤其胃，其人尚有生理乎？诚仿此增损以救肺燥变生诸证，如沃焦救焚，不厌其频，庶克有济耳。

清燥救肺汤方（辛凉甘润法）

石膏（二钱五分）甘草（一钱）霜桑叶（三钱）人参（七分）杏仁（泥，七分）胡麻仁（炒研，一钱）阿胶（八分）麦冬（不去心，二钱）枇杷叶（去净毛，炙，六分）

水一碗，煮六分，频频二、三次温服。痰多加贝母、栝蒌；血枯加生地黄；热甚加犀角、羚羊角，或加牛黄。

【解读】 五十八、在《内经》病机第19条中所说的各种气机郁阻而致呼吸急促、胸部作闷病证，或各种下肢痿软不能行走、气喘、呕吐等病证，如是由感受燥邪而引起的，用喻嘉言的清燥救肺汤治疗。

喻嘉言说：《内经》病机第19条中所说的"诸气膹郁，皆属于肺"，即指各种气机郁阻而引起的呼吸急促、胸部作闷病证都属于肺的病变，实际上是属于肺的燥热病变，但是从古到今所有治疗肺气郁结的方剂，都是用芳香行气的药物，根本没有一个方剂是针对肺的燥热而治疗的。《内经》病机第19条中还有"诸痿喘呕，皆属于上"的说法，也就是各种下肢痿软无力、气喘、呕吐病证都属于上部的病变，实际上也是由肺的燥热而引起的。但是自古到今的治法，都是根据下肢痿软和呕吐属于阳明胃的病变，而喘则属于肺的病变，即把下肢痿软和呕吐归属于中下焦的病变，而只把喘属于上焦肺。所以在治疗痿证与呕吐的千百张方子中，连一张涉及治疗肺燥的方子都没有。即便是对气喘属于肺的治疗，不是用解表，就是用攻下，或不是用行气法，就是用破气法，其中也有少数是用润肺

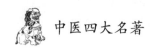

方法治疗的，用法又不能得要领。

总之，由于《内经》在论述六气为病时，因脱简等原因而把长夏的湿邪误作为秋季感受湿邪，而对秋季感受燥邪之气的病证未有论及，所以后人就不敢更改这一说法，把秋季所伤的燥气置之不理，或者明明知道应当从燥论治，但用药也太杂，虽偶然也能取效，但取效的可能性实在是太小了，根本也没有什么一定的法度可以示人以规矩。

现在所拟的这个方子命名为清燥救肺汤，总的来说，方子的作用是以强调保护胃气为主，这是因为，胃土是肺金之母，治肺应先治胃。在滋养胃阴的药物中，天冬虽可滋养肺阴，但因味苦，而且还能壅滞气机，所以本方中不用。知母能滋肾阴而清肺金的邪热，但也因味苦而在本方中不用。至于其他性味苦寒的清热泻火各种主要药物，更是禁忌使用的。这是因为这类病证的肺经燥热已经很甚，所保存下来的阴液不过只有很少一点了，如果还用苦寒的药物来泄下火热，苦寒不仅能败胃，而且还可化燥伤阴，这样必然严重损伤胃气，患者怎么还能有生机呢？所以应仿效以上方法，在用药上可以根据情况作些加减，来救治因肺经燥热而变生的各种病证，起到用水救火的作用，而且要反复使用，不厌其繁，才能取得良好效果。

清燥救肺汤方（辛凉甘润法）

石膏7.5克甘草3克霜桑叶9克人参2.1克苦杏仁（打成泥状）2.1克亚麻子（炒过再研细）3克阿胶2.4克麦冬（不去心）6克枇杷叶（去净毛，炙）1.8克上药用水 1 碗，煎煮到水剩六成时即成，连续分二三次乘温服下。

如喉中痰多的，可加贝母、瓜蒌；如阴血亏虚的，加生地黄；如邪热较甚的，加入犀角、羚羊角，或加入牛黄。

补：秋燥胜气论

按前所序之秋燥方论，乃燥之复气也，标气也。盖燥属金而克木，木之子，少阳相火也，火气来复，故现燥热干燥之证。又《灵枢》谓：丙丁为手之两阳合明，辰巳为足之两阳合明，阳明本燥，标阳也。前人谓燥气化火，经谓燥金之下，火气承之，皆谓是也。案古方书，无秋燥之病。近代以来，惟喻氏始补燥气论，其方用甘润微寒；叶氏亦有燥气化火之论，其方用辛凉甘润；乃《素问》所谓燥化于天，热反胜之，治以辛凉，佐以苦甘法也。瑭袭前人之旧，故但叙燥证复气如前。书已告成，窃思与《素问》燥淫所胜不合，故杂说篇中，特著燥论一条，详言正化、对化、胜气、复气以补之。其于燥病胜气之现于三焦者，究未出方论，乃不全之书，心终不安。嗣得沈目南先生《医征》温热病论，内有秋燥一篇，议论通达正大，兹采而录之于后，间有偏胜不圆之处，又详辨之，并特补燥证胜气治法如左。

【解读】 前面所论述的对秋燥治疗的方论，是指燥的复气而言的，也就是燥的标气。燥在五行属金，可以克木，从五行生克关系来说，木之子为少阳相火，火气可为母复仇，所以会出现燥热和干燥的病证。另外，据《灵枢》所载，丙丁为手之两阳合明，辰巳为足之两阳合明。阳明之本属燥而标属阳。前人所说的"燥气化火"，以及《内经》中所说的"燥金之下，火气承之"都是指燥热而言的。在古代方书中，并无秋燥这种病，只是到近代，喻嘉言才补充了有关燥气为病的论述，提出治疗该病证的大法是甘润微寒。叶天士也有燥气化火的论述，并制定有辛凉甘润的方剂。这些治法，实际上就是《内经》中"燥化于天，热反胜之，治以辛凉，佐以苦甘"这一大法的具体体现。我是承袭了前人的有关论述，因而只讨论了燥气复气所引起的病证，这在前面已经记述了。在本书写好之后，又考虑到我所说的与《内经》中有关燥淫所胜的论述内容不完全相合，所以在后面的"杂说"中特地补充了"燥气论"一篇，详细地讲述了"正化""对化""胜气""复气"等。尽管如此，对燥病胜气之出现在上、中、下三焦的各种病证，没有全部列出具体的治疗方法，所以感到本书的内容不够全面，内心始终是不安的。在这以后，看到了沈目南先生所著的《医征》中有温热病论，其中有一篇"秋燥"，所发表的议论通达正大，所以特地附在后面。但其中也有少数论述有失偏颇，或论而不够圆满之处，因而作了较为详细的辨析，并特地补充了燥证胜气为病的各种治法于后面。

再按胜复之理，与正化对化，从本从标之道，近代以来，多不深求，注释之家，亦不甚考。如仲景《伤寒论》中之麻桂、姜附，治寒之胜气也，治寒之正化也，治寒之本病也。白虎、承气，治寒之复气也，治寒之对化也，治寒之标病也。余气俱可从此类推。（太阳本寒标热，对化为火，盖水胜必克火。故经载太阳司天，心病为多。末总结之曰：病本于心，心火受病必克金。白虎，所以救金也。金受病，则坚刚牢固，滞塞不通。复气为土，土性壅塞，反来克本身之真水。承气，所以泄金与土而救水也。再经谓：寒淫所胜，以咸泻之。从来注释家，不过随文释义，其所以用方之故，究未达出。本论不能遍注伤寒，偶举一端，以例其余。明者得此门径，熟玩《内经》，自可迎刃而解；能解伤寒，其于本论，自无难解者矣。由是推之，六气皆然耳）。

【解读】　再按：对于胜气、复气的理论和"正化""对化""从本""从标"的道理，近代的人大多没有进行深入的研究，进行注释的人也不作认真的考证。如张仲景《伤寒论》中所用麻黄、桂枝、干姜、附子等，是治疗寒邪的胜气，也就是治疗寒邪的"正化"，治疗寒邪引起的本病；白虎汤、承气汤等，是治疗寒邪的复气，也就是治疗寒邪的"对化"，治疗寒邪所引起的标病。其他各种六淫之气都可以由此类推。（伤寒太阳病证本寒而标热，"对化"为火，因为寒水胜则必然会克火，所以《内经》中载有："太阳司天，心病为多。"在最后总结时提出：病本在于心，心火受病后就会克金。而用白虎汤正是为了救肺金之气。如肺金受病，以坚刚牢固、滞塞不通为特点。其复气为土，而土性壅塞，又会反过来克本身的真水。用承气汤就是通过泄阳明燥金与土的壅塞而达到救水的目的。另外，在《内经》中说："寒淫所胜，以咸泻之。"后世作注释的人对此都是随文作些不着边际的解释，对用这种方法的道理，始终没有能说明白。本书当然不能把《伤寒论》的内容从头到尾都作一次注释，只是偶尔举出这一个例子，明达事理的人就可以按这个门径，再进一步深入学习《内经》，对许多道理就能迎刃而解。如能理解《伤寒论》的内容，自然对于本书也不会有难以理解的地方。能据此推理，其他六气也可以这样理解。）

沈目南《燥病论》曰：《天元纪大论》云：天以六为节，地以五为制。盖六乃风寒暑湿燥火为节，五即木火土金水为制。然天气主外，而一气司六十日有奇；地运主内，而一运主七十二日有奇，故五运六气合行而终一岁，乃天然不易之道也。《内经》失去长夏伤于湿、秋伤于燥，所以燥证湮没，至今不明。先哲虽有言之，皆是内伤津血干枯之证，非谓外感清凉时气之燥。然燥气起于秋分以后，小雪以前，阳明燥金凉气司令。经云：阳明之胜，清发于中，左胠胁痛，溏泄，内为嗌塞，外发㿉疝。大凉肃杀，华英改容，毛虫乃殃。胸中不便，嗌塞而咳。据此经文，燥令必有凉气感人，肝木受邪而为燥也。惟近代喻嘉言昂然表出，可为后世苍生之幸；奈以诸气膹郁，诸痿喘呕，咳不止而出白血死，谓之燥病，此乃伤于内者而言，诚与外感燥证不相及也。更自制清燥救肺汤，皆以滋阴清凉之品，施于火热刑金，肺气受热者宜之。若治燥病，则以凉投凉，必反增病剧。殊不知燥病属凉，谓之次寒，病与感寒同类。经以寒淫所胜，治以甘热，此但燥淫所胜，平以苦温，乃外用苦温辛温解表，与冬月寒冷而用麻桂姜附，其法不同，其和中攻里则一，故不立方。盖《内经》

六气，但分阴阳主治，以风热火三气属阳同治，但药有辛凉苦寒咸寒之异；湿燥寒三气属阴同治，但药有苦热苦温甘热之不同。仲景所以立伤寒温病二论为大纲也。盖《性理大全》谓燥属次寒，奈后贤悉谓属热，大相径庭。如盛夏暑热熏蒸，则人身汗出溅溅，肌肉潮润而不燥也；冬月寒凝肃杀，而人身干槁燥冽。故深秋燥令气行，人体肺金应之，肌肤亦燥，乃火令无权，故燥属凉，前人谓热非矣。

【解读】　沈目南的《燥病论·素问·天元纪大论》中说，天以六为节，地以五为制。这是因为六气是以风、寒、暑、湿、燥、火来调节气候，而五是以木、火、土、金、水来调节生克制化。天的六气是主外，六气中一气可统管60日多一些；而地的五运主内，一运可以统管72日多一些。所以五运和六气合起来正好是一年，这是自然界不会变更的规律。在《内经》病机第19条中缺少了长夏伤于温和秋伤于燥的内容，以致有关燥证的证治一直没有得到重视，到现在还未能弄清楚。前代有些医家也曾论及燥证，但都属于内伤杂病中津血不足的内燥证，而不是感受秋季外在的时令清凉燥邪所引起的病证。外感燥邪致病多发生于秋分之后到小雪之前，属于阳明燥金，凉燥之气当令之时。《内经》中提到，阳明燥金之气所胜，清冷发于中焦脾胃，左侧腋下和胁部疼痛，大便泄泻稀溏，在内可表现为咽喉阻塞，在外可发为颓疝。在深秋时，天气已转凉，呈现一派肃杀之象，各种花叶也开始变得憔悴，各种虫类也遭祸殃。此时如感受燥邪，就可以引起胸中不适，咽喉阻塞，咳嗽等病症。根据这段《内经》的原文，所表述的是秋令必然有凉气侵犯人体而发病，而主要是肝木感受燥邪而病，所以表现肝经的病证较多。这直到近代的喻嘉言才非常明确地指出了燥邪致病的特点和证治方法，真可说是为天下的老百姓造了福。但怎奈把各种气机郁滞、痿证、喘证、呕吐、咳嗽不止而吐白血致死的病证都称燥病，而实际上这些是属于阴血不足的内伤杂证，与感受外燥而发病者并无关系。另一方面，所制定的清燥救肺汤都是由清凉滋阴的药物组成的，用于火热之邪犯于肺金、肺气受热的病证自然是很适用的。但如用于感受秋季凉燥之气而发生的病证，就是以寒凉药治疗寒凉性质的病证，必然会使病情加重。这是喻氏不了解燥邪的性质属凉，故又称次寒，病证的性质与感受寒邪而病的大体相同。《内经》中说：寒邪所胜引起的疾病，当用甘热药物治疗。这里是指燥邪所胜引起的病证，治疗主以苦温药，也就是用苦温、辛温性质的药物来解表，与在冬季感受寒邪所引起的病证当用麻黄、桂枝、干姜、附子的治法有所不同。然而，当病邪已入里后，使用和中攻里等方法都是相同的，所以不再另列方剂。对于《内经》中的六气致病，只需分为阴阳两大类，即风、热、火三气同属阳为一类，治法相同，只是用药有辛凉、苦寒、咸寒等不同；湿、燥、寒三气同属阴为另一类，治法也相同，只是用药有苦热、苦温、甘温等不同。因而张仲景把伤寒与温病作为外感病的两大纲。在《性理大全》中说：燥为次寒，但后世医家都认为燥邪的性质属热，两者的说法完全不同。我举一个例子来说明燥究竟应属凉还是属热。即在盛夏之时，因暑热熏蒸而人体身上汗出不断，肌肤自然就湿润而不会出现干燥的征象。到了冬季，因天气寒冷，人体皮肤就必然干燥而枯槁。而在深秋季节，燥气主令，人的肺金与之相应，肌肤也会干燥，这是火热之气已衰退所造成的，因而足以证明，燥气是属凉的，前人认为燥气属热是不对的。

按先生此论，可谓独具只眼，不为流俗所汩没者。其责喻氏补燥论用甘寒滋阴之品，殊失燥淫所胜，平以苦温之法，亦甚有理。但谓诸气膹郁，诸痿喘呕，咳不止出白血，尽属内伤，则于理欠圆。盖因内伤而致此证者固多，由外感余邪在络，转化转热而致此证者，亦复不少。瑭前于风温咳嗽条下，驳杏苏散，补桑菊饮，方论内极言咳久留邪致损之故，与此证同一理也。谓清燥救肺汤治燥之复气，断非治燥之胜气，喻氏自无从致辨；若谓竟与燥不相及，未免各就一边谈理。盖喻氏之清燥救肺汤，即《伤寒论》中后半截之复脉汤也。伤寒必兼母气之燥，故初用辛温甘热，继用辛凉苦寒，终用甘润，因其气化之所至而然也。至谓仲景立伤寒温病二大纲，如《素问》所云，寒暑六入，暑统风火，寒统燥湿，一切外感，皆包于内，其说尤不尽然，盖尊信仲景太过而失之矣。若然，则仲景之书，当名六气论，或外感论矣，何以独名伤寒论哉！盖仲景当日著书，原为伤寒而设，并未遍著外感，其论温、论暑、论湿，偶一及之也，即先生亦补《医征》温热病论，若系全书，何容又补哉！瑭非好辨，恐后学眉目不清，尊信前辈太过，反将一切外感，总混入《伤寒论》中，此近代以来之大弊，祸未消灭，尚敢如此立论哉！

【解读】　按沈目南先生的这篇论述，真可以说是独具慧眼，提出了独到的见解，没有被世俗的一般认识所淹没。他批评喻嘉言在《秋燥论》中用甘寒滋阴的方药治疗燥病，与《内经》中提出的对燥气引起病证的治疗应以"平以苦温"为原则不相符合，都是很有道理的。但他讲各种气机郁阻、痿证、喘证、咳嗽不止而吐白血等病证都属于内伤杂病，这在说理上是不够周全的。这是因为，由内伤而引起上述病证的固然不少，但因外感病邪后病邪留于肺络导致转化而成热证，出现以上见症也是不少的。我在前面论及风湿病咳嗽治疗的条文中，曾驳斥了用辛温的杏苏散统治一切咳嗽的错误，补充了用桑菊饮的治法，在方论内非常详细地论述了久咳不愈，可以引起留邪在内导致虚损的道理，与本证外感燥邪而转化为燥热的道理是一样的。对于清燥救肺汤来说，如果说是该方只能治燥气的"复气"，而断然不能治燥气的"胜气"，我想喻氏是无法予以辩驳的，但如认为该方与燥气所致的疾病毫无关系，这就未免是过于片面的说法了。因为喻氏的清燥救肺汤实际上是根据《伤寒论》后面的复脉汤组方意思而制定的，对伤寒病来说，是感受寒水而发病，所以必然兼有母气肺金之燥。治疗上，在初起时用辛温、甘热之剂，接着用辛凉、苦寒之剂，最后用甘润之剂，这是根据气化的发展规律所用的治法。至于说到张仲景把伤寒和温病作为外感病的两大纲，就是《素问》中所说的：寒暑六入，暑统风火，寒统燥湿，所有的外感病都可以包括在内，这种看法也是不完全正确的。这样虽然是尊信张仲景，但把张仲景抬得太过，反而失去了张仲景的原意。如果如沈氏所言，那么张仲景的书应称《六气论》或《外感论》，为什么要名为《伤寒论》呢？所以说，张仲景当初著书的目的，还是论述感受伤寒之邪而发为伤寒这类病证的证治，并没有全面地论及所有的外感病，在书中所论的温、暑、湿内容，只是偶尔提及而已。即使是沈先生本人也是补充《伤寒论》内容而写了《医征》温热病论，如《伤寒论》是论述外感病的全书，那又有什么可以补充的呢？我并非是喜欢进行辩论，因担心后世学医的人对外感病的眉目搞不清楚，片面地尊信前人说法，反而把所有的外感病都混入《伤寒论》中，用《伤寒论》的治法治疗所有的外感病。这已是近来一般医生最大的弊病，遗留下来的祸害还没有消除，还怎么敢再这样立论呢？

一、秋燥之气，轻则为燥，重则为寒，化气为湿，复气为火。

揭燥气之大纲，兼叙其子母之气、胜复之气，而燥气自明。重则为寒者，寒水为燥金之子也；化气为湿者，土生金，湿土其母气也。《至真要大论》曰：阳明厥阴，不从标本，从乎中也。又曰：从本者，化生于本；从标本者，有标本之化；从中者，以中气为化也。按阳明之上，燥气治之，中见太阴。故本论初未著燥金本气方论，而于疟疝等证，附见于寒湿条下。叶氏医案谓伏暑内发，新凉外加，多见于伏暑类中；仲景《金匮》，多见于腹痛疟疝门中。

【解读】　一、秋燥本气的性质，轻的为燥，重的就是寒，如从燥金的母气而化就是湿，从金克木的复气而化就是火。

这揭示了燥气性质的大纲，并同时表明其子母之气、胜复之气的相互关系，对燥气的致病性质自然便可了解。至于为什么说燥气重的就是寒呢？因为寒水属于燥金之子，在深秋之时，燥气从寒水之气而化，所以其致病与寒气相似。又因湿土是燥金的母气，所以燥金从母气而化就是湿气。《素问·至真要大论》中说："阳明、厥阴，不从标本，从乎中也。"又说："从本者，化生于本，从标本者，有标本之化；从中者，以中气为化也。"在阳明之上为燥气所统治，而阳明的中见之气则是太阳，所以该书在开始的时候，并没有准备专门写燥金本气致病的治法方药，而是把燥气致病的内容附于疟疾、疮气等病证之中，主要列于该书有关寒湿的条文下。在叶天士医案中，认为这类疾病是内伏的暑气外发而生，所以多列于伏暑病内。张仲景的《金匮要略》则多列于腹痛、疟、疝等病证门类中。

二、燥伤本脏，头微痛，恶寒，咳嗽稀痰，鼻塞，嗌塞，脉弦，无汗，杏苏散主之。

本脏者，肺胃也。经有嗌塞而咳之明文，故上焦之病自此始。燥伤皮毛，故头微痛恶寒也，微痛者，不似伤寒之痛甚也。阳明之脉，上行头角，故头亦痛也。咳嗽稀痰者，肺恶寒，古人谓燥为小寒也；肺为燥气所搏，不能通调水道，故寒饮停而咳也。鼻塞者，鼻为肺窍。嗌塞者，嗌为肺系也。脉弦者，寒兼饮也。无汗者，凉搏皮毛也。按杏苏散，减小青龙一等。此条当与下焦篇所补之痰饮数条参看。再杏苏散乃时人统治四时伤风咳嗽通用之方，本论前于风温门中已驳之矣；若伤燥凉之咳，治以苦温，佐以甘辛，正为合拍。若受重寒夹饮之咳，则有青龙；若伤春风，与燥已化火无痰之证，则仍从桑菊饮、桑杏汤例。

杏苏散方

苏叶半夏茯苓前胡苦桔梗枳壳生姜大枣（去核）橘皮杏仁甘草

加减法：无汗，脉弦甚或紧，加羌活，微透汗。汗后咳不止，去苏叶、羌活，加苏梗。兼泄泻腹满者，加苍术、厚朴。头痛兼眉棱骨痛者，加白芷。热甚加黄芩，泄泻腹满者不用。

方论：此苦温甘辛法也。外感燥凉，故以苏叶、前胡辛温之轻者达表；无汗脉紧，故加羌活辛温之重者，微发其汗。甘、橘从上开，枳、杏、前、苓从下降，则嗌塞鼻塞宣通而咳可止。橘、半、茯苓，逐饮而补肺胃之阳。以白芷易原方之白术者，白术中焦脾药也，白芷肺胃本经之药也，且能温肌肉而达皮毛。姜、枣为调和营卫之用。若表凉退而里邪未除，咳不止者，则去走表之苏叶，加降里之苏梗。泄泻腹满，金气太实之里证也，故去黄芩之苦寒，加术、朴之苦辛温也。

【解读】　二、燥邪侵犯了肺胃本脏，可表现为头微痛，怕冷畏寒，咳嗽而吐清稀的痰，鼻塞不通气，咽喉有阻塞感，脉象弦，身无汗等，用杏苏散治疗。

上文所说的本脏，是指肺胃而言。《内经》中已有燥气伤人可引起咽喉阻塞和咳嗽的明确记载，所以燥气侵犯上焦，都是从肺金的病变开始。因本条所述是燥气侵犯人体初起的病变，所以病邪还在皮毛肌表，可表现为头微痛和怕冷畏寒。所谓头微痛，是与伤寒头痛较明显相比而言的。阳阴的经络上行到头角部，因而燥气伤阳明本脏后也可引起头痛。之所以会出现咳嗽而吐清稀之痰，是因为肺为娇脏，最是怕冷，而燥气的性质正如古人所说：燥为小寒，所以当燥气伤肺之后，就会影响肺的通调水道功能，从而导致寒饮内停，化生为清稀样的痰液。症状中的鼻塞是因为鼻为肺之窍，燥气伤肺后，肺窍就会闭塞不通。而出现咽喉阻塞，也是因为咽喉为肺气出入的通道，燥气犯肺，必然会引起咽喉气道的不畅。脉象弦，正是寒邪与内在痰饮的表现。身无汗，是因为感受的是属于寒凉性质的燥气，这类病邪在肌表，造成腠理的闭塞，所以无汗。

从杏苏散的作用来看，与小青龙汤相似，但力量比小青龙汤要减去一等。本条所述内容应与下焦篇中论述痰饮的几条相互参照起来看，以互相补充。另一方面，杏苏散是当今医生治疗四时伤风咳嗽，不加辨证而使用的通用方，对此我已经在前面论及风温证治时进行了批驳。但对于伤于深秋之时的凉燥之气而引起的咳嗽，以杏苏散的苦温为主，佐以甘辛治法，却是比较适合的。对于感受较重的寒邪而兼夹有痰饮的病证，则可用小青龙汤。如伤于春季之风邪，或伤于燥气已化火而无痰的咳嗽病证，就应该用桑菊饮、桑杏汤之类的方剂。

杏苏散方

紫苏叶半夏茯苓前胡苦桔梗枳壳生姜大枣（去核）橘皮苦杏仁甘草各用适量。

（加减法）如没有汗出，脉象弦甚或紧，可加入羌活，可以使服药后稍微发些汗。如汗出后仍然咳嗽不止，可去掉紫苏叶、羌活，加入紫苏梗。如兼有泄泻和腹部胀满，可加入苍术、厚朴。如头痛而兼眉棱骨痛，可加入白芷。

如热势较甚，可加入黄芩，但如又有泄泻、腹满的，就不能加用。

三、伤燥，如伤寒太阳证，有汗，不咳，不呕，不痛者，桂枝汤小和之。

如伤寒太阳证者，指头痛、身痛、恶风寒而言也。有汗不得再发其汗，亦如伤寒例，但燥较寒为轻，故少与桂枝小和之也。

桂枝汤方（见前）

【解读】　三、感受了秋凉燥气，如出现与伤寒相类似的太阳表证，但身有汗，不咳嗽，不呕吐，身不痛的，可用桂枝汤稍作调和。

所说的与伤寒相类似的太阳表证，是相对于该病证所出现的头痛、身痛、恶寒怕冷等症状而言的。但因身已有汗，所以不能再用发汗的治法，这与治疗伤寒表证的方法是一致的。因燥邪的寒凉性质比寒邪要轻一些，所以用桂枝汤稍微调和一下营卫就可以了。

桂枝汤方（见本书前文所载）

四、燥金司令，头痛，身寒热，胸胁痛，甚则疝瘕痛者，桂枝柴胡各半汤加吴萸楝子茴香木香汤主之。

此金胜克木也。本病与金病并见，表里齐病，故以柴胡达少阳之气，即所达肝木之气，合桂枝而外出太阳，加芳香定痛、苦温通降也。湿燥寒同为阴邪，故仍从足经例。

桂枝柴胡各半汤加吴萸楝子茴香木香汤方（治以苦温，佐以甘辛法）

桂枝吴茱萸黄芩柴胡人参广木香生姜白芍大枣（去

核）川楝子小茴香半夏炙甘草

【解读】 四、当秋季燥金之气主令的时候，感受了燥凉之气而出现头痛，身体发热，怕冷，胸胁疼痛，甚至发生少腹部疝瘕作痛的，用桂枝柴胡（各半）汤加吴萸楝子茴香木香汤治疗。这是属于肺金邪盛而克伐肝木的一种病证，也就是肝木的病与肺金的病同时并见，表与里同病，因而所用的方剂中柴胡可以宣达少阳之气，从的通达肝木，而桂枝可以向外宣透太阳肌表之邪，再加上芳香理气止痛、苦温通降的药物，如吴茱萸、川楝子、茴香、木香等，效果更佳。因为湿、燥、寒三气性质都属于阴邪，初起都从足经侵犯人体，所以对这三气的治疗有相似之处，治法多从足经入手。

桂枝柴胡各半汤加吴萸楝子茴香木香汤方（治以苦溢，佐以甘辛法）

桂枝吴茱萸黄芩柴胡人参广木香生姜白芍大枣（去核）川楝子小茴香半夏炙甘草

五、燥淫传入中焦，脉短而涩，无表证，无下证，胸痛，腹胁胀痛，或呕，或泄，苦温甘辛以和之。

燥虽传入中焦，既无表里证，不得误汗、误下，但以苦温甘辛和之足矣。脉短而涩者，长为木，短为金，滑为润，涩为燥也。胸痛者，肝脉络胸也。腹痛者，金气克木，木病克土也。胁痛者，肝木之本位也。呕者，亦金克木病也。泄者，阳明之上，燥气治之，中见太阴也。或者，不定之辞。有痛而兼呕与泄者，有不呕而但泄者，有不泄而但呕者，有不兼呕与泄而但痛者。病情有定，病势无定，故但出法而不立方，学者随证化裁可也。药用苦温甘辛者，经谓燥淫所胜，治以苦温，佐以甘辛，以苦下之。盖苦温从火化以克金，甘辛从阳化以胜阴也。以苦下之者，金性坚刚，介然成块，病深坚结，非下不可。下文即言下之证。

【解读】　五、燥凉之邪如已传入中焦，出现脉短涩，外无表证，也无阳明里实的见症，而是出现胸痛，腹部和胁部胀满疼痛，或不呕吐，或有腹泻，对这种病证的治疗当用苦温甘辛治法以调和中焦之气。

燥邪从肺卫之表已传入中焦，表证当然不再存在，但也没有阳明里实的见症，所以不能误用发汗的方法，也不能误用攻下的方法，只需要用苦温甘辛的方法来调和中焦的气机就足够了。一般来说，长脉属肝木，短脉属肺金，滑脉属润，涩脉属燥，本证脉象表现为短而涩，正是秋燥的本脉。肝脉循行于胸胁部，所以肝气不舒会出现胸痛。金气盛则可克伐肝木，而肝木盛又可克伐脾土，所以本证可见到腹痛。至于胁痛是肝木本身病变的表现。呕吐是因为金克木而木又克土所致。大便泄泻是因为阳明之上燥气治之，而中见太阴湿土的缘故。另外还有一些症状不是一定要出现的，所以用"或者"之词，如有胸、胁、腹部疼痛而兼呕吐和腹泻的，也有不呕吐而只有腹泻的，还有不腹泻而只有呕吐的，也有仅胸、胁、腹痛而不兼呕吐和腹泻的。病情虽然同为燥气传入中焦，但病证的表现却可以各不相同，因而在本条中只列出治疗的大法而不列具体的方剂，学医的人应根据病情的不同情况而加以灵活的变化。为什么要用苦温甘辛的治法呢？这是根据《内径》中所提出的"燥淫所胜，治以苦温，佐以甘辛，以苦下之"

的治疗原则。因为苦温从火化可以克燥凉之金气，甘辛又可从阳化而胜阴寒之气。至于"以苦下之"，是因为金性坚硬刚强，可以结成硬块，病情较深而难解，非用攻下不能祛除。下面的条文就是讨论攻下的问题。

六、阳明燥证，里实而坚，未从热化，下之以苦温；已从热化，下之以苦寒。

燥证阳明里实而坚满，经统言以苦下之，以苦泄之。今人用下法，多以苦寒。不知此证当别已化未化，用温下寒下两法，随证施治，方为的确。未从热化之脉，必仍短涩，涩即兼紧也，面必青黄。苦温下法，如《金匮》大黄附子细辛汤、新方天台乌药散（见下焦篇寒湿门）加巴豆霜之类。已从热化之脉，必数而坚，面必赤，舌必黄，再以他证参之。苦寒下法，如三承气之类，而小承气无芒硝，轻用大黄或酒炒，重用枳、朴，则微兼温矣。

附治验：丙辰年，瑭治一山阴幕友车姓，年五十五岁，须发已白大半。脐左坚大如盘，隐隐微痛，不大便数十日。先延外科治之，外科以大承气下之三、四次，终不通。延余诊视，按之坚冷如石，面色青黄，脉短涩而迟。先尚能食，屡下之后，糜粥不进，不大便已四十九日。余曰：此癥也，金气之所结也。以肝本抑郁，又感秋金燥气，小邪中里，久而结成，愈久愈坚，非下不可，然寒下非其治也。以天台乌药散二钱，加巴豆霜一分，姜汤和服。设三伏以待之，如不通，第二次加巴豆霜分半；再不通，第三次加巴豆霜二分。服至三次后，始下黑亮球四十九枚，坚莫能破。继以苦温甘辛之法调理，渐次能食。又十五日不大便，余如前法下，至第二次而通，下黑亮球十五枚，虽亦坚结，然破之能碎，但燥极耳。外以香油熬川椒，熨其坚处；内服苦温芳香透络，月余化尽。于此证，方知燥金之气伤人如此，而温下寒下之法，断不容紊也。

乙丑年，治通廷尉，久疝不愈。时年六十八岁。先是通廷尉外任时，每发疝，医者必用人参，故留邪在络，久不得愈。至乙丑季夏，受凉复发，坚结肛门，坐卧不得，胀痛不可忍，汗如雨下，七日不大便。余曰：疝本寒邪，凡结坚牢固，皆属金象，况现下势甚危急，非温下不可。亦用天台乌药散一钱，巴豆霜分许。下至三次始通，通后痛渐定。调以倭硫黄丸，兼用《金匮》蜘蛛散，渐次化净。以上治验二条，俱系下焦证，以出阳明坚结下法，连类而及。

【解读】 六、燥凉之邪传入阳明，引起里实而大便坚硬难解，但尚未化热的，治疗应予苦温攻下，如已化热的，则要用苦寒攻下。对于邪入阳明而形成里实证的治疗，在《内经》中只是笼统地提出"以苦下之""以苦泄之"的原则。现在医生多使用苦寒攻下的方法，而不知道对这种病证的治疗应区别里实是否已化热或未化热，分别使用温下和寒下的治法，根据病情的具体情况而采用不同的治疗方法，才能取得疗效。

如燥邪未化热的，一般脉象仍是短而涩的，而涩脉中多兼有紧象。面色则多呈青黄之色，治疗应当用苦温攻下，如《金匮要略》中的大黄附子细辛汤和后世的天台乌药散加巴豆霜之类，就是属于这类方剂。而燥邪已化热的脉象多数是数而坚实，面色红赤，舌苔黄，另外还可参考其他症状，治疗应当用苦寒攻下，如《伤寒论》中的大承气汤、小承气汤、调胃承气汤等 3 个承气汤，在小承气汤中没有用芒硝，大黄的用量也较少，或用酒把大黄制过，并重用枳实、厚朴，使整个方剂的性质从苦寒而转为偏于微温。

附治验丙辰年时，我曾治疗过一位姓陈的山阴幕友，年纪虽然只有 55 岁，但须发已经大半都花白了。疾病的主要表现是在脐的左部有 1 个坚硬的、大如盘子的结块，隐隐地感到微痛，并已有几十日没有解大便。先请一位外科医生诊治过，这位外科医生用大承气汤，虽服了三四次，但大便仍然始终不通。后又请我诊治。我按其腹部坚硬如石，而且皮肤发冷，面色发青黄，脉短涩而迟。患者原来还能进食，在屡次用攻下方剂之后，连稀粥也不能进食了，大便已有 49 日未解。我说：这是症病，是由燥金之气结聚而成的。该病形成的原因是因为这位患者原有肝木气机抑郁不畅，再加上感受秋季燥金之气，原来的病邪并不严重，但病邪侵犯入里后，未能及时祛除，日久而形成了结聚，时间越久结聚就越坚硬。对这一病证的治疗当然是非用攻下不可的，但是用苦寒攻下的方法却不是正确的治法。所以我用天台乌药散 6 克，加入巴豆霜 0.3 克，以姜汤调和后服下。准备了 3 剂药，如第 1 次服药后大便不通，第 2 次就增加巴豆霜 0.45 克；如大便再不通，在第 3 次服药时，增加巴豆霜 0.6 克。这样，在服到第 3 次后，才开始解下黑色发亮的粪球 49 枚，质地坚硬而难以破碎。以后继续用苦温甘辛的治法调理，逐渐开始能进食。但又有 15 日不解大便，再照以前的治法攻下，用药第 2 次时大便即通，又解下黑色发亮的粪球 15 枚，虽然仍然是坚硬的结块，但破之能碎，只是很干燥而已。接着，又用香油煎熬花椒，外用熨在腹部坚硬之处，并内服苦温芳香透络的方剂，经过1个多月，结块才逐渐化完。通过本例的治疗，我才知道燥金之气致人生病竟如此严重，另一方面，也可看到温下与寒下这两种治法，是断然不能混淆的。

另有一例是在乙丑年，治疗通廷尉日久不愈的疝气，当时年龄为68岁。通廷尉原先在外地任职时，疝气经常发作，而医生每次治疗都必用人参，所以造成病邪留在经络，日久不得痊愈。到乙丑年的夏末秋初时，又因受凉而复发，大便坚硬而结在肛门处不得解下，以致坐卧不安，胀痛剧烈而难以忍受，全身大汗如雨淋一般，已有7日未能解大便。我说：疝气病本来是因寒邪而引起的，凡是表现为坚硬结聚而牢固的，都是属于燥金致病之象，何况现在的病势已相当危急，所以非得用温下之法不可。也是用天台乌药散3克，加巴豆霜0.3克左右，用到第3次大便方始得通，大便通后疼痛也随之而逐渐消失。以后又用倭硫黄丸，同时兼用《金匮》蜘蛛散，坚块逐渐化净。

以上治验的2则病案，实际都是下焦病证，因为本条条文中提出了对阳明坚结病证使用攻下法的内容，所以在这里连带提及。

七、燥气延入下焦，搏于血分，而成癥者，无论男妇，化癥回生丹主之。

大邪中表之燥证，感而激发者，诚如目南先生所云，与伤寒同法，学者衡其轻重可耳。前所补数条，除减伤寒法等差二条，胸胁腹痛一条，与伤寒微有不同，余俱兼疝

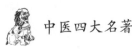

瘕者，以经有燥淫所胜，男子㿗疝，女子少腹痛之明文。
疝瘕已多见寒湿门中，疟证、泄泻、呕吐已多见于寒湿、
湿温门中，此特补小邪中里，深入下焦血分，坚结不散之
痼疾。若不知络病宜缓通治法，或妄用急攻，必犯瘕散为
蛊之戒。此蛊乃血蛊也，在妇人更多，为极重难治之证，
学者不可不预防之也。化癥回生丹法，系燥淫于内，治以
苦温，佐以甘辛，以苦下之也。方从《金匮》鳖甲煎丸与
回生丹脱化而出。此方以参、桂、椒、姜通补阳气，白
芍、熟地，守补阴液，益母膏通补阴气，而消水气，鳖甲
胶通补肝气，而消癥瘕，余俱芳香入络而化浊。且以食血
之虫，飞者走络中气分，走者走络中血分，可谓无微不
入，无坚不破。又以醋熬大黄三次，约入病所，不伤他
脏，久病坚结不散者，非此不可。或者病其药味太多，不
知用药之道，少用独用，则力大而急；多用众用，则功分
而缓。古人缓化之方皆然，所谓有制之师不畏多，无制之
师少亦乱也。此方合醋与蜜共三十六味，得四九之数，金
气生成之数也。

化癥回生丹方

人参（六两）安南桂（二两）两头尖（二两）麝香
（二两）片子姜黄（二两）公丁香（三两）川椒炭（二
两）䗪虫（二两）京三棱（二两）蒲黄炭（一两）藏红
花（二两）苏木（三两）桃仁（三两）苏子霜（二两）
五灵脂（二两）降真香（二两）干漆（二两）当归尾
（四两）没药（二两）白芍（四两）杏仁（三两）香附米
（二两）吴茱萸（二两）元胡索（二两）水蛭（二两）阿
魏（二两）小茴香炭（三两）川芎（二两）乳香（二两）

良姜（二两）艾炭（二两）益母膏（八两）熟地黄（四两）鳖甲胶（一斤）大黄（八两，共为细末，以高米醋一斤半，熬浓，晒干为末，再加醋熬，如是三次，晒干，末之）

共为细末，以鳖甲、益母、大黄三胶和匀，再加炼蜜为丸，重一钱五分，蜡皮封护。同时温开水和，空心服，瘀甚之证，黄酒下。

治癥结不散不痛。

治癥发痛甚。

治血痹。

治妇女干血痨证之属实者。

治疟母左胁痛而寒热者。

治妇女经前作痛，古谓之痛经者。

治妇女将欲行经而寒热者。

治妇女将欲行经，误食生冷腹痛者。

治妇女经闭。

治妇女经来紫黑，甚至成块者。

治腰痛之因于跌扑死血者。

治产后瘀血，少腹痛，拒按者。

治跌扑昏晕欲死者。

治金疮棒疮之有瘀滞者。

【解读】 七、外感燥气，如久延不解，就可以传入下焦，与血相搏结，形成症结，不论男女，都用化症回生丹治疗。

秋季感受燥邪而立即发病的，称为大邪中表的燥证，的确如沈目南先生所说的，治疗方法与伤寒基本相同。医生在临床上应根据病情的轻重而采用相应的治法。前面所补充的几条关于秋燥的条文，除了论述比伤寒治法减轻一等的2条、胸胁腹痛的1条，与伤寒的治法略有不同外，其余的内容都兼有疝瘕。这是因为在《内经》中已有"燥淫所胜，男子症疝，女子少腹痛"的明文记载。关于疝瘕的内容已多见于寒湿门中，而关于疟疾、腹泻、呕吐等病证在寒湿、湿温门中也有详细记载，所以在这里只是补充小邪中里，深入下焦血分，从而引起坚结不散痼疾的内容。如果不懂得对于血络瘀滞病证的治疗宣缓缓疏通的道理，而只知道妄用峻剂急剧攻下，必然会犯症瘕扩散会变成蛊胀的戒律。这里所说的蛊，是一种血蛊，多见于妇女，是属于病情很重又难于治愈的病证，所以医生不能不注意应及早预防。

化症回生丹这一方剂，体现了《内经》中所说的"燥淫于内，治以苦温，佐以甘辛，以苦下之"的治疗原则。该方是从《金匮要略》的鳖甲煎丸及回生丹化裁而组成的。在这一方剂中，用人参、肉桂、花椒、片子姜黄等温通补益阳气，用白芍、熟地黄，养阴而补充阴液，益母膏可以通补阴气和消除水气，鳖甲胶则可以通补肝气而消症瘕结聚。其余的药如麝香、公丁香、降香、阿魏、乳香、没药等也都是具有芳香走窜作用而能进入血络和化秽浊之气。方中又用一些入血分的动物药，其中能飞的，如五灵脂是一种飞鼠的粪，擅长行走络中气分；能走的，如两头尖是老鼠的粪，擅长行走络中血分。这些药可称是没有什么细微的血络不能进入，没有什么坚硬的结块不能攻破。方中又用醋熬大黄3次，可引导各种药物进入病变所在的部位，而不伤及其他脏腑。凡是病久而形成坚硬结块不能消散的，非用这个方剂不可。也许有人顾虑这个方剂所用的药味太多、太杂，这实际上是不懂得用药之道。如药物少用或独用，其作用就会大而快；如一个方中很多药物一起用，则其作用可顾及方面就较多，也较为缓和。古人所制定的各种缓化坚结的方剂都是这样的。所以说："有制之师不畏多，无制之师少亦乱也。"本方包括醋与蜜在内，共计36味药，是4与9相乘得到的数目，而4与9都是金气生成之数，所以可以用于治疗燥金的病变。

化症回生丹方

人参180克安南桂60克两头尖60克麝香60克片子姜黄60克公丁香90克花椒炭60克䗪虫60克京三棱60克蒲黄炭30克藏红花60克苏木90克桃仁90克苏子霜60克五灵脂60克阵真香60克干漆60克当归尾120克没药60克白芍120克苦杏仁90克香附米60克吴茱萸60克延胡索60克水蛭60克阿魏60克小茴香炭90克川芎60克乳香60克良姜60克艾炭60克益母膏240克熟地黄120克鳖甲胶500克大黄240克（研为细末，用高米醋750克，熬成浓汁，再晒干后研成细末，再加醋熬，这样反复进行3次，最后晒干，研成细末）

上列药物都一起研成细末，用鳖甲胶、益母膏、大黄膏这三胶一起和匀，再加炼蜜做成药丸，每丸重4.5克，用蜡皮固封在外以保护。使用时以温开水调和后，空腹服下。如瘀阻结块较重的病证，可用黄酒送服。本方治疗的病证大体有：

治症块结聚不能消散，但不觉疼痛的。

治症块发作而疼痛较甚的。

治血痹证。

治妇女干血痨证中属于实证的。

治疟母左胁疼痛而时发寒热的。

治妇女经前腹部作痛，前人称为痛经的。

治妇女月经将来之前身发寒热的。

治妇女月经将来之前，因误食了生冷的东西而导致腹痛的。

治妇女经闭。

治妇女月经颜色紫黑，甚至有血块的。

治因跌仆损伤而致瘀血内结引起腰痛的。

治产后因恶露不净，瘀血内结，引起少腹疼痛拒按的相关病证。

治跌仆而昏晕欲死的。

治刀伤或棒伤而有瘀血内滞的。

八、燥气久伏下焦，不与血搏，老年八脉空虚，不可与化癥回生丹，复亨丹主之。

金性沉著，久而不散，自非温通络脉不可。既不与血搏成坚硬之块，发时痛胀有形，痛止无形，自不得伤无过之营血，而用化癥矣。复亨大义，谓剥极而复，复则能亨也。其方以温养、温燥兼用。盖温燥之方，可暂不可久，况久病虽曰阳虚，阴亦不能独足，至老年八脉空虚，更当预护其阴。故以石硫黄补下焦真阳，而不伤阴之品为君，佐以鹿茸、枸杞、人参、茯苓、苁蓉补正，而但以归、茴、椒、桂、丁香、草薢，通冲任与肝肾之邪也。按"解产难"中，已有通补奇经丸方，此方可以不录。但彼方专以通补八脉为主，此则温养、温燥合法，且与上条为对待之方，故并载之。按《难经》：任之为病，男子为七疝，女子为瘕聚。七疝者，朱丹溪谓：寒疝、水疝、筋疝、血疝、气疝、狐疝、㿗疝，为七疝。《袖珍》谓：一厥、二盘、三寒、四癥、五附、六脉、七气，为七疝。瘕者，血病，即妇人之疝也。后世谓：蛇瘕、脂瘕、青瘕、黄瘕、燥瘕、狐瘕、血瘕、鳖瘕，为八瘕。盖任为天癸生气，故多有形之积。大抵有形之实证宜前方，无形之虚证宜此方也。

按燥金遗病，如疟、疝之类，多见下焦篇寒湿、湿温门中。再载在方书，应收入燥门者尚多，以限于篇幅，不及备录，已示门径，学人隅反可也。

复亨丹方（苦温甘辛法）

倭硫黄（十分，按：倭硫黄者，石硫黄也，水土硫黄断不可用）鹿茸（酒炙，八分）枸杞子（六分）人参（四分）云茯苓（八分）淡苁蓉（八分）安南桂（四分）全当归（酒浸，六分）小茴香（六分，酒浸，与当归同炒黑）川椒炭（三分）萆薢（六分）炙龟板（四分）

益母膏和为丸，小梧桐子大。每服二钱，日再服，冬日渐加至三钱，开水下。

按：前人燥不为病之说，非将寒燥混入一门，即混入湿门矣。盖以燥为寒之始，与寒相似，故混入寒门。又以阳明之上，燥气治之，中见太阴；而阳明从中，以中气为化，故又易混入湿门也。但学医之士，必须眉目清楚，复《内经》之旧，而后中有定见，方不越乎规矩也。

霹雳散方

主治中燥吐泻腹痛，甚则四肢厥逆，转筋，腿痛，肢麻，起卧不安，烦躁不宁，甚则六脉全无，阴毒发斑，疝瘕等证，并一切凝寒痼冷积聚。寒轻者，不可多服；寒重者，不可少服，以愈为度。非实在纯受湿燥寒三气阴邪者，不可服。

　　桂枝（六两）公丁香（四两）草果（二两）川椒（炒，五两）小茴香（炒，四两）薤白（四两）良姜（三两）吴茱萸（四两）五灵脂（二两）降香（五两）乌药（三两）干姜（三两）石菖蒲（二两）防己（三两）槟榔（二两）荜澄茄（五两）附子（三两）细辛（二两）青木香（四两）薏仁（五两）雄黄（五钱）

　　上药共为细末，开水和服。大人每服三钱，病重者五钱；小人减半。再病重者，连服数次，以痛止厥回，或泻止筋不转为度。

　　方论：按《内经》有五疫之称，五行偏胜之极，皆可致疫。虽疠气之至，多见火证，而燥金寒湿之疫，亦复时有。盖风火暑三者为阳邪，与秽浊异气相参，则为温疠；湿燥寒三者为阴邪，与秽浊异气相参，则为寒疠。现下见证，多有肢麻转筋，手足厥逆，吐泻腹痛，胁肋疼痛，甚至反恶热而大渴思凉者。经谓雾伤于上，湿伤于下。此证乃燥金寒湿之气（经谓阳明之上，中见太阴；又谓阳明从中治也），直犯筋经，由大络、别络，内伤三阴脏真，所以转筋，入腹即死也。既吐且泻者，阴阳逆乱也。诸痛者，燥金湿土之气所搏也。其渴思凉饮者，少阴篇谓自利而渴者，属少阴虚，故饮水求救也。其头面赤者，阴邪上逼，阳不能降，所谓戴阳也。其周身恶热喜凉者，阴邪盘

踞于内，阳气无附欲散也。阴病反见阳证，所谓水极似
火，其受阴邪尤重也。诸阳证毕现，然必当脐痛甚拒按
者，方为阳中见纯阴，乃为真阴之证，此处断不可误。故
立方会萃温三阴经刚燥苦热之品，急温脏真，保住阳气。
又重用芳香，急驱秽浊。一面由脏真而别络、大络，外出
筋经、经络以达皮毛；一面由脏络、腑络以通六腑，外达
九窍。俾秽浊阴邪，一齐立解。大抵皆扶阳抑阴，所谓离
照当空，群阴退避也。再此证自唐宋以后，医者皆不识系
燥气所干，凡见前证，俗名曰痧。近时竟有著痧证书者，
捉风捕影，杂乱无章，害人不浅。即以痧论，未有不干天
地之气，而漫然成痧者。究竟所感何气，不能确切指出，
故立方毫无准的。其误皆在前人谓燥不为病，又有燥气化
火之说。瑭亦为其所误，故初刻书时，再三疑虑，辨难见
于杂说篇中，而正文只有化气之火证，无胜气之寒证。其
燥不为病之误，误在《阴阳应象大论》篇中，脱秋伤于燥
一条；长夏伤于湿，又错秋伤于湿，以为竟无燥证矣。不
知《天元纪》《气交变》《五运行》《五常政》《六微旨》
诸篇，平列六气，燥气之为病，与诸气同，何尝燥不为病
哉？经曰：风为百病之长。按风属木，主仁。《大易》曰：
元者善之长也，得生生之机，开生化之源，尚且为病多
端，况金为杀厉之气。欧阳氏曰；商者伤也，主义主收，
主刑主杀。其伤人也，最速而暴，竟有不终日而死者。瑭
目击神伤，故再三致意云。

【解读】　八、燥气之邪如传入下焦，伏留日久，但
没有与血相搏结。如属老年人奇经八脉空虚而形成结块
的，就不能用化症回生丹，可用复亨丹治疗。

燥金的性质沉着，日久而难以消散，因而对这种病证的治疗自然就非要用温通络脉的方法不可。但既然说不是与血相互搏结而形成坚硬之块，只是在病痛发作时才常见疼痛作胀而有形可见，如疼痛一止，就没有形质可查，说明不是由有形的营血瘀滞所成，因而在治疗时，自然不应该损伤与病变无关的营血，而妄用化症之法，只可用复亨丹。复亨两字的含义，来自《周易》，即指事物盛衰消长到极限时，就可转化成通达顺利。本方组成中把温养药和湿燥药同时兼用。这是因为，温燥药只可暂时使用而不能久用，更何况在久病之后虽然能导致阳虚，但阴分也不可能充足，特别是老年人的奇经八脉已经空虚，更加应当注意预先顾护阴液。所以在方中用石硫黄为君，能温补下焦真阳，而不耗伤阴液。同时用鹿茸、枸杞、人参、茯苓、苁蓉等帮助补益正气，另用当归、小茴香、花椒、肉桂、丁香、萆薢等，疏通冲任两脉，并能祛除在肝肾之经的病邪。在本书后面所附的"解产难"中，已经有一通补奇经丸方，所以本来可以不再载录本方。但是在"解产难"中所附的方剂，专门以通补奇经八脉为主，而这里所载的方剂则是把温养、温燥两法合成一法，而且还可以与上面的条文相互对比参照，因而还是一起记载于本书之内。在《难经》中说：任脉的病变，男子为七疝，女子为瘕聚。所谓七疝，根据朱丹溪所说，是指寒疝、水疝、筋疝血疝、气疝、狐疝、颓疝，共为七疝。而《袖珍方》中提出：一厥、二盘、三寒、四症、五附、六脉、七气，这七者为七疝。所谓瘕病，是一种与血分有关的病证，也就是妇女的疝病。后世又将其具体分为蛇瘕、脂瘕、青瘕、黄瘕、燥瘕、狐瘕、血瘕、鳖瘕，共为八瘕。这是因为任脉主司天癸的生气，所以大多表现为有形质可见积块的病证。一般来说，如属有形的实证宜用前面所列的化症回生丹，而属无形之虚证，就宜用本条所列的复亨丹。

按：由凉燥之邪所遗留的病证，如疟疾、疝气之类，已经大多见于下焦篇寒湿、湿温门中。再说本书中治疗凉燥的方剂，应该收入燥门中的还有很多，因篇幅有限，本书不能一一备录。上面所述内容，已经揭示了治燥的门径，学者可以据此举一反三。

复亨丹方（苦温甘辛法）

倭硫黄 10 份（按：所谓倭硫黄，是指石硫黄，水土硫黄决不可用）鹿茸（酒炙）8 份枸杞子 6 份人参 4 份云茯苓 8 份淡苁蓉 8 份安南桂 4 份全当归（酒浸）6 份小茴香 6 份（酒浸，与当归一起炒成黑色）花椒炭 3 份草薢 6 份炙龟甲 4 份

以上药物按所列比例配制，研成细末，用适量的益母膏调和成药丸，如小梧桐子大。每次服用 6 克。每日服 2 次；在冬季可以逐渐加到每次服 9 克。用开水送下。

按：前人曾有"燥不为病"的说法，因而不是把寒和燥的证治混入一门，就是把燥混入湿门。究其原因，是因为燥气的性质与寒有相似之处，所以就把燥混入寒门。另一方面，又因为阳明之上，为燥气治之，中见太阴；而阳明又是从中见太阴湿化，所以又容易把燥混入湿门。然而，凡是学医的人，必须对各种病邪的性质做到眉目清楚，恢复《内经》对六气致病性质论述的本来精神，然后胸中才能有定见，方始不会超越理法方药的规矩。

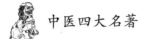

霹雳散方

本方主治的病证是燥邪犯于中焦所引起的呕吐、腹泻、腹痛，甚至发生四肢厥冷，小腿肌肉抽筋，腿痛，四肢发麻，起卧不安，烦躁不宁，病情严重的会导致脉象完全摸不到，或发生阴毒发斑、疔瘰等病证，或发生各种凝寒痼冷和积聚的病证。本方对寒邪较轻的患者，不可多服，但寒邪较重的患者，却不可少服，以寒邪完全祛除，病情全部得愈为度。如果不是确实纯粹感受湿、燥、寒这3种阴邪的，决不可服用本方。

桂枝180克公丁香120克草果60克川椒（炒）150克小茴香（炒）120克韭白120克良姜90克吴茱萸120克五灵脂60克降香150克乌药90克干姜90克石菖蒲60克防己90克槟榔60克荜澄茄150克附子90克细辛60克青木香120克薏仁150克雄黄15克

以上药物一起研成细末，使用时用开水调和后服下。大人每次服用9克，如病情重的每次服15克；小儿用量减半。另外，如病情较重的，可以连服几次，以疼痛止、四肢不再厥冷，或腹泻止、小腿肌肉不再抽筋为度。

方论：在《内经》中有五疫的名称，凡是五行之气如偏胜到极点，都可以导致疫病。虽然一般来说，疫疬之气所引起的病证大多表现为火热性质，但是由燥金、寒、湿之气引起的疫病，也是时有发生的。这是因为在六气中，风、火、暑这三者属于阳邪，与秽浊导气相混杂而致病，大多引起温热性质的疫疬疾病；而湿、燥、寒这三者则属于阴邪，如与秽浊导气相混杂而致病，就可以引起寒性的疫疬疾病。现在所表现的见症，主要有四肢麻木、小腿肌肉抽筋，手足厥冷，吐泻，腹痛，胁肋疼痛，甚至反而身怕热而口大渴，喜欢喝凉饮。这符合《内经》中所说的：雾气可伤人体的上部，而湿气可伤人体的下部。这种病证是燥金、寒、湿之气（经谓阳明之上，中见太阴；又谓阳明从中治也）直接侵犯了筋脉经络，而通过大络、别络，向内而伤及足太阴、足少阴、足厥阴这三阴脏真之气，所以会发生小腿肌肉抽筋，如进一步发展入腹就会引起死亡。所发生的呕吐并且腹泻，是由于脏腑的阴阳之气逆乱而造成的。又有各种疼痛的发生，是因为燥金与太阴湿土之气相互搏结所引起的。见症中的口渴而喜欢凉饮，即是《伤寒论》少阴篇中所说的：自利而渴的，属少阴阳气虚衰，不能化气生津，所以饮水以自救。至于面部红赤，是因为阴寒之邪上逼，使阳气不能下降，所以上浮于面部，即所谓"戴阳"。周身怕热而喜凉，是由于阴邪盘踞于体内，阳气失去依附而将要离散，浮出于体外所致。这些都是真寒假热之象，即阴病而反见阳证，所谓"水极似火"，表明感受阴邪特别严重，千万不能误认为是热证。本证中出现了各种类似阳热证的症状，鉴别的要点在于：脐部必然疼痛较甚，并且拒按，这才是在阳证中所见到的纯阴征象，是内有真阴寒而外现假热的病证，对于这种病情决不能诊断错误。所以本方中的用药是荟萃了温养足太阴、足少阴、足厥阴三阴经的刚燥苦热之品，以期急急温养脏真之气，保住内在的阳气。另一方面又重用芳香药物，以急急驱除秽浊之气。这样，一方面可以使体内阴邪从内在脏真而通过别络、大络，向外转出筋经、经络以达于皮毛；另一方面可以出脏络、腑络通到六腑，以外达于九窍。这样就可以使秽浊阴邪一齐向外透达而很快地解除病情。总的来说，本方所用的大体上都是扶阳抑阴的药物，也就是所谓太阳当空照，则各种阴寒之气必然会退避消散。

此外，对本条所述的病证，自唐代、宋代以后，一般医生都不知道是由于燥气而引起的，凡是见到了前面所述的病证，世俗之人都称之为"痧"。近来甚至还有人著有痧证专书，但其中内容无非是捕风捉影、杂乱无章，所以害人不浅。即使以痧证而论，也没有不因感受天地之气，而随便产生痧证的。对于究竟是感受什么气而发病的，却不能确切地指出来，病因都搞不清楚，所以立方用药自然就毫无目标。而究其之所以会出现这种错误，都是因为前人曾说过"燥不为病"，另外又有"燥气化火"的说法。我也曾经受这种错误观点的影响，所以在开始写这本书的时候，对这些问题也再三疑虑，因而在后附的"杂说"篇中作了一些分析，而在正文中却只列有化气之火证的内容，没有胜气之寒证的内容。追究"燥不为病"之错误的由来，还是因为在《阴阳应象大论》篇中，脱漏了"秋伤于燥"一条的内容，而把"长夏伤于湿"又错作为"秋伤于湿"，所以后人就误以为没有燥气引起的病证了。难道不知道在《内经》的《天元纪》《气交变》《五运行》《五常政》《六微旨》等篇中，都是把六气致病并列的，其中对燥气引起疾病的情况，与其他各气也是相同的，何尝有"燥不为病"的意思呢？《内径》中说：风为百病之长。风在五行属木，主仁。在《太易》中又说：元者善之长也，得生生之机，开生化之源，即使这样，风尚且能引起多种多样的疾病，更何况燥在五行属金，为杀厉之气。

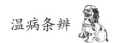

欧阳氏曰：商者伤也，主义主收，主刑主杀。所以燥金对人体的伤害，最是迅速而暴烈，其中严重的竟有在发病后不满一日就死亡的。我看到这种情况，不禁十分伤感，所以再三提出要对燥气致病特别留意。

卷二·中焦篇

风温温热温疫温毒冬温

一、面目俱赤，语声重浊，呼吸俱粗，大便闭，小便涩，舌苔老黄，甚则黑有芒刺，但恶热，不恶寒，日晡益甚者，传至中焦，阳明温病也。脉浮洪躁甚者，白虎汤主之；脉沉数有力，甚则脉体反小而实者，大承气汤主之。暑温、湿温、温疟，不在此例。

阳明之脉荣于面，《伤寒论》谓阳明病面缘缘正赤，火盛必克金，故目白睛亦赤也。语声重浊，金受火刑而音不清也。呼吸俱粗，谓鼻息来去俱粗，其粗也平等，方是实证；若来粗去不粗，去粗来不粗，或竟不粗，则非阳明实证，当细辨之，粗则喘之渐也。大便闭，阳明实也。小便涩，火腑不通，而阴气不化也。口燥渴，火烁津也。舌苔老黄，肺受胃浊，气不化津也（按《灵枢》论诸脏温病，独肺温病有舌苔之明文，余则无有。可见舌苔乃胃中浊气，熏蒸肺脏，肺气不化而然）。甚则黑者，黑，水色也，火极而似水也，又水胜火，大凡五行之极盛，必兼胜己之形。芒刺，苔久不化，热极而起坚硬之刺也；倘刺软者，非实证也。不恶寒，但恶热者，传至中焦，已无肺证，阳明者，两阳合明也，温邪之热，与阳明之热相搏，故但恶热也。或用白虎，或用承气者，证同而脉异也。浮洪躁甚，邪气近表，脉浮者不可下，凡逐邪者，随其所在，就近而逐之，脉浮则出表为顺，故以白虎之金飚以退烦热。若沉小有力，病纯在里，则非下夺不可矣，故主以大承气。按吴又可《温疫论》中云：舌苔边白但见中微黄者，即加大黄，甚不可从。虽云伤寒重在误下，温病重在误汗，即误下不似伤寒之逆之甚，究竟承气非可轻尝之品，故云舌苔老黄，甚则黑有芒刺，脉体沉实的系燥结痞满，方可用之。

或问：子言温病以手经主治，力辟用足经药之非，今亦云阳明证者何？阳明特非足经乎？曰：阳明如市，胃为十二经之海，土者万物之所归也，诸病未有不过此者。前人云伤寒传足不传手，误也，一人不能分为两截。总之伤寒由毛窍而谿，谿，肉之分理之小者；由谿而谷，谷，肉之分理之大者；由谷而孙络，孙络，络之至细者；由孙络而大络，由大络而经，此经即太阳经也。始太阳，终厥阴，伤寒以足经为主，未始不关手经也。温病由口鼻而入，鼻气通于肺，口气通于胃。肺病逆传则为心包，上焦病不治，则传中焦，胃与脾也，中焦病不治，即传下焦，肝与肾也。始上焦，终下焦，温病以手经为主，未始不关足经也。但初受之时，断不可以辛温发其阳耳。盖伤寒伤人身之阳，故喜辛温甘温苦热，以救其阳；温病伤人身之

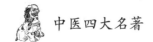

阴，故喜辛凉甘寒甘咸，以救其阴。彼此对勘，自可了然于心目中矣。

白虎汤（方见上焦篇）

大承气汤方

大黄（六钱）芒硝（三钱）厚朴（三钱）枳实（三钱）水八杯，先煮枳、朴，后纳大黄、芒硝，煮取三杯。先服一杯，约二时许，得利止后服，不知，再服一杯，再不知，再服。

方论：此苦辛通降咸以入阴法。承气者，承胃气也。盖胃之为腑，体阳而用阴，若在无病时，本系自然下降，今为邪气蟠踞于中，阻其下降之气，胃虽自欲下降而不能，非药力助之不可，故承气汤通胃结，救胃阴，仍系承胃腑本来下降之气，非有一毫私智穿凿于其间也，故汤名承气。学者若真能透彻此义，则施用承气，自无弊窦。大黄荡涤热结，芒硝入阴软坚，枳实开幽门之不通，厚朴泻中宫之实满（厚朴分量不似《伤寒论》中重用者，治温与治寒不同，畏其燥也）。曰大承气者，合四药而观之，可谓无坚不破，无微不入，故曰大也。非真正实热蔽痼，气血俱结者，不可用也。若去入阴之芒硝，则云小矣；去枳、朴之攻气结，加甘草以和中，则云调胃矣。

【解读】　一、患风温、温热、温疫、湿毒、冬温等温病的患者，出现面部和眼白发红，说话声音重浊，呼气和吸气都很粗大，大便闭结不通，小便短赤不畅，舌苔呈老黄色，甚至色黑而粗糙起刺，若患者只感觉得恶热，不觉得恶寒，热势亢盛，尤其以下午到傍晚更加显著，这是病邪已传入中焦阳明的见症，称为阳明温病。脉象明显浮

174

洪而躁急的，用白虎汤治疗；脉象沉数而有力，甚至反而表现为小而实的，用大承气汤治疗。至于暑温、湿温、温疟等疾病，则不在这条的讨论范围。

足阳明胃经主要循行于人体面部，所以《伤寒论》指出：阳明病证可见满面通红的症状。根据五行的生克关系，火邪亢盛可以克金，因此属金的眼白在阳明火热上炎时很容易发红。肺也属金，如说话声音重浊不清，则是火热熏灼于肺所致。呼气和吸气都粗大，而且程度相等，这才是实证的表现。假如呼气粗大而吸气不粗，或者吸气粗大而呼气不粗，或者呼吸都不粗大，就不是阳明实证的表现，临床应仔细辨别。气息粗大与气喘不一样，仅前者逐渐发展可以变为气喘。大便闭结不通，是邪热与燥屎结于阳明大肠造成的。小便短涩不畅，是由于邪热影响了小肠的功能，使津液转输失常、膀胱气化不利造成的。口中干燥而渴，是火热消烁津液所致。舌苔呈现老黄色，是因为邪热蒸腾胃中浊气上迫于肺，肺气不能正常输布津液（《灵枢》在论述各脏温病时，只有病邪在肺的温病有舌苔的明文记述，其余各脏都没有明确的记述。由此可见，舌苔是胃中浊气熏蒸肺脏，肺脏不能布化津液而形成的）。病情严重的，舌苔可为黑色，黑色在五行中属水，火热亢盛而舌苔反出现水色的现象被人们称为火极而似水。按五行的生克关系，水能胜火，当五行中的某一行亢盛到极点时，就会出现能够战胜该行的某些症状特点，苔呈黑色就是热极后的表现。有时舌面上会形成坚硬的芒刺，这是舌苔久本消退，邪热极盛时造成的。倘若芒刺柔软，则不是实证。患者如果不恶寒只恶热，是病邪已经传入户焦的反应，此时已没有肺经表证，而成为阳明温病。阳明温病，为手阳明大肠与足阳明胃同病。温为阳邪，其性属热；阳明也属阳，感邪后易于化热化燥，因而温热之邪侵犯阳明后，热势必更加炽烈，患者只感到恶热而不恶寒。对本证的治疗，有的可用白虎汤，有的可用承气汤，临证应依据脉象的不同选择使用。如脉浮洪而躁急的，是阳明胃热炽盛，病位接近于表的现象，不可用攻下法治疗，尤其见到脉浮，一定不能误用攻下。大凡法除病邪，均应根据病邪的所在部位和它们外出的最近路经，采取不同的治疗方法以祛邪外出。脉象浮，提示病邪近于表，如能使病邪从表而去，则较为顺乎自然，所以用白虎汤来消退烦热。如脉象沉小而有力，是病邪完全在里的表现，治疗必须采用攻下的方法，选用大承气汤为主。吴又可在《温疫论》中说：舌苔边缘色白，仅见中间有淡黄色的，就可以在方中加用大黄。这种方法切不可盲目地遵从。虽然有人说伤寒的治疗应着重在防止误用下法，温病的治疗应着重在避免误用汗法，即使温病误用攻下，也不会像伤寒误用攻下后果那么严重。但是，承气汤这类的方剂毕竟不是可以轻易使用的，所以说只有舌苔呈老黄色，甚至黑色而起有芒刺，脉象沉实，确实属于燥结痞满俱备的阳明腑实证时，才可使用承气汤攻下。

也许有人会问：你说温病应当以治疗手经为主，竭力批驳用足经药的错误，现在为什么也谈阳明证呢？足阳明胃的病证难道不是足经吗？我的回答是：阳明胃属土，是人体十二经汇集的地方，被称为十二经之海，就像自然界万物都归聚在土地上那样，所有疾病没有不影响到胃的。

前人曾说：伤寒只传足经不传手经。这种说法是错误的，因为人是一个有机的整体，不可能将手经和足经截然划分为两部分。一般来说，伤寒所感受的寒邪由肌表毛窍侵入，先进入皮下腠理缝隙细小的地方，然后进入皮下腠理缝隙较大的部位，再从这里进入络中最细的孙络，由孙络再进入较粗的大络，最后由大络进入经中，这条经就是太阳经。起病从太阳经开始，通过传变，到厥阴经终止，伤寒传变以足经为主，并不是说与手经无关。温病所感受的温邪由口鼻侵入，鼻气与肺相通，口气与胃相通，所以温病多见肺胃病证。如果肺经的病邪发生逆传，就会导致心包病变。上焦病变没有得到控制，就会传入中焦，导致胃与脾的病变，中焦病变没有得到控制，就会传入下焦，造成肝与肾的病变。所以，温病的传变是从上焦开始，到下焦结束，虽以手经的传变为主，但并不是与足经无关。因此，在感受温邪的初期阶段，决不能用辛温之品发散其阳气。伤寒感受寒邪而病，主要损伤人体的阳气，所以治疗宜用辛温、甘湿、苦热的方药效其阳气；温病感受温邪而病，主要耗损人体的阴液，因而治疗宜用辛凉、甘寒、甘咸的方药救其阴液。只要把伤寒和温病的病证性质、临床特点加以比较，自然就会明白两者的区别。

白虎汤（方见上焦篇）

大承气汤方

大黄18克芒硝9克厚朴9克枳实9克

上药加水8杯，先煮枳实、厚朴，然后放入大黄、芒硝，煮取3杯药液。先服1杯，大约4小时后，如果大便通畅，就不必再服，若大便不通，再服1杯，服后大便仍不通者，可再服。

方论：该方体现了苦辛通降、咸以入阴的治疗方法。所谓承气，是指承接胃气。胃属腑，体阳而用阴，在没有发生病变的时候，胃气呈现自然下降的状态。现在，因邪气壅滞大肠，胃气的自然通降受到阻碍，已不可能依靠自身的力量使胃气下降，必须借助药物的力量才能奏效，所以用承气汤祛除肠中的热邪积滞。邪热去除气机通畅，阴液不再受到耗伤，也就达到了救胃阴的目的。该方的作用是承接胃腑本身的下降之气，所以叫做承气汤。我这样解释，决无丝毫自作聪明牵强附会的意思。学医的人如果能深刻理解这其中的道理，在使用承气汤时，就不会因用法不当而产生不良后果。方中大黄能攻逐肠道热结，芒硝能入阴分而软坚，枳实能开通幽门的阻闭，厚朴能除脘腹部的痞实胀满（这里厚朴的用量没有《伤寒论》中那么大，原因是治疗温病与治疗伤寒不同，恐怕温燥的厚朴量大会伤阴）。本方之所以称为大承气汤，是因为方中4味药配伍运用，可以说无坚不破，无微不入，所以称其为"大"。若不是真正的实热郁伏痼结、气血阻滞不通的病证，就不可用大承气汤。如果大承气汤去除入阴分的芒硝，则称为小承气汤；如果去掉疏通气机郁结的枳实、厚朴，加入调和中气的甘草，则称为调胃承气汤。

二、阳明温病，脉浮而促者，减味竹叶石膏汤主之。

脉促，谓数而时止，如趋者遇急，忽一蹶然，其势甚急，故以辛凉透表重剂，逐邪外出则愈。

减味竹叶石膏汤方（辛凉合甘寒法）

竹叶（五钱）石膏（八钱）麦冬（六钱）甘草（三

钱）

水八杯，煮取三杯，一时服一杯，约三时令尽。

【解读】 二、阳明温病，如果出现脉象浮而急促的现象，用减味竹叶石膏汤治疗。

脉促，是指脉象至数增加而时有歇止，就好像快步行走的人因走得过快，忽然摔倒一样，病势很急，所以用辛凉清热透邪的重剂，将病邪驱逐于外即可痊愈。

减味竹叶石膏汤方（辛凉合甘寒法）

淡竹叶15克 石膏24克 麦冬18克 甘草9克

上药加水8杯，煮取药液3杯，2小时服1杯，大约6小时服完。

三、阳明温病，诸证悉有而微，脉不浮者，小承气汤微和之。

以阳明温病发端者，指首条所列阳明证而言也，后凡言阳明温病者仿此。诸证悉有，以非下不可，微则未至十分亢害，但以小承气通和胃气则愈，无庸芒硝之软坚也。

【解读】 三、阳明温病，各种症状全部具备（第一条中所列出的）但比较轻微，脉象不浮，治疗可用小承气汤微和胃气。

凡是以阳明温病作为句首的条文，都具有第一条所列出的阳明病证的症状，以下凡称为阳明温病的都不例外。本证具备阳明温病的所有症状，治疗必须用攻下的方法，但因症状轻微，说明邪势尚未达到十分亢盛的程度，因此用小承气汤通利肠腑、和调胃气就能痊愈，不必用芒硝来软坚润燥。

四、阳明温病，汗多谵语，舌苔老黄而干者，宜小承气汤。

汗多，津液散而大便结，苔见干黄，谵语因结粪而然，故宜承气。

【解读】　四、阳明温病，如果出汗多，谵语，舌苔呈老黄色而干燥的，适宜用小承气汤治疗。

出汗较多，必然会耗散津液而导致大便干结，而舌苔干燥色老黄，谵语，都是因为大便干结不通引起的，所以治疗宜用小承气汤攻下。

五、阳明温病，无汗，小便不利，谵语者，先与牛黄丸；不大便，再与调胃承气汤。

无汗而小便不利，则大便未定成硬，谵语之不因燥屎可知。不因燥屎而谵语者，犹系心包络证也，故先与牛黄丸，以开内窍，服牛黄丸，内窍开，大便当下，盖牛黄丸亦有下大便之功能。其仍然不下者，无汗则外不通；大小便俱闭则内不通，邪之深结于阴可知。故取芒硝之咸寒，大黄、甘草之甘苦寒，不取枳、朴之辛燥也。伤寒之谵语，舍燥屎无他证，一则寒邪不兼秽浊，二则由太阳而阳明；温病谵语，有因燥屎，有因邪陷心包，一则温多兼秽，二则自上焦心肺而来，学者常须察识，不可歧路亡羊也。

【解读】　五、阳明温病，不出汗，小便排泄不畅，有谵语的，先给服牛黄丸。如果服药后仍然不大便，再服调胃承气汤。

不出汗而小便不畅利，则大便不一定会干结成燥屎，因而可以知道此时出现的谵语不是肠中有燥屎引起的。肠中无燥屎而出现谵语，应考虑是热入心包所导致的心包络证，所以先给服牛黄丸以清心开窍。如果服牛黄丸后邪热祛除、清窍得开，则大便应随之通畅，因为牛黄丸也有通下大便的功能。如果药后大便仍然不通，就不是热入心包的病证。无汗是由于肌表之气不能疏通；大小便都不通，是体内腑气闭塞造成的，由此可知这是病邪锢结于里的表现。因此，必须用咸寒的芒硝、甘苦寒的大黄和甘草加以治疗，而不可使用枳实、厚朴之类辛燥的药物。伤寒出现谵语，大多是由肠中燥屎所致，一方面由于寒邪多不兼夹秽浊之气，另一方面是由于病邪从足太阳经传入足阳明胃经。温病出现谵语，有的因肠中有燥屎内结，有的因热邪内陷心包。其原因：一是温邪大多兼夹秽浊之气，二是温邪一般先侵犯上焦心肺。学医者临证时必须经常注意辨析识别，不可因辨察不清而致使治疗错误。

六、阳明温病，面目俱赤，肢厥，甚则通体皆厥，不瘛疭，但神昏，不大便，七、八日以外，小便赤，脉沉伏，或并脉亦厥，胸腹满坚，甚则拒按，喜凉饮者，大承气汤主之。

此一条须细辨其的是火极似水，热极而厥之证，方可用之，全在目赤、小便赤、腹满坚、喜凉饮定之。

大承气汤（方法并见前）

【解读】　六、阳明温病，面部和眼白都发红，但四肢发凉，甚至全身都发冷。虽四肢不抽搐，但神志不清，不解大便已经七八日以上，小便色红赤，脉象沉伏，或者出现脉重按也不易触及的"脉厥"现象。胸腹部胀满坚硬，甚至拒按，口渴而喜饮凉水的，宜用大承气汤治疗。

本条必须仔细加以辨别，只有确实属于火极似水、邪

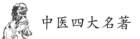

热极盛引起的厥证，才可使用大承气汤。辨证的关键在于眼白发红、小便红赤、腹部胀满坚硬、渴喜凉饮等症状，这是这类病证属于实热性质的典型表现。

大承气汤（处方和用法都见前）

七、阳明温病，纯利稀水无粪者，谓之热结旁流，调胃承气汤主之。

热结旁流，非气之不通，不用枳、朴，独取芒硝入阴以解热结，反以甘草缓芒硝急趋之性，使之留中解结，不然，结不下而水独行，徒使药性伤人也。吴又可用大承气汤者非是。

【解读】　七、阳明温病，如果大便泻出的全是稀水而无粪质，称为热结旁流，用调胃承气汤治疗。

热结旁流，原因不是腑气不通，所以不用枳实、厚朴，只用芒硝配合大黄来祛除肠道的热结，并佐以甘草缓和芒硝的趋下作用，使芒硝能留在肠中解除燥结。如果不这样治疗，会导致燥结不下而仅仅水液下行，药不能治病反而徒伤人体的正气。吴又可治疗此证用大承气汤，不够妥当。

八、阳明温病，实热壅塞为哕者下之。连声哕者，中焦；声断续，时微时甚者，属下焦。

《金匮》谓：哕而腹满，视其前后，知何部不利，利之即愈。阳明实热之哕，下之里气得通则止，但其兼证之轻重，难以预料，故但云下之而不定方，以俟临证者自为采取耳。再按：中焦实证之哕，哕必连声紧促者，胃气大实，逼迫肺气不得下降，两相攻击而然。若或断或续，乃下焦冲虚之哕，其哕之来路也远，故其声断续也，治属下焦。

【解读】 八、阳明温病，如因实热壅滞阻塞于胃而发生呃逆的，应以攻下法治疗。如为呃逆连声的，病位往往在中焦；如呃逆声断断续续、时轻时重的，病位多在下焦。

《金匮》说：呃逆而伴有腹满的，必须注意观察其大小便情况，以了解大便或小便何处不通利，然后采用相应的通利之法就可痊愈。阳明温病可因实热壅滞中焦而引起呃逆，所以，运用攻下法后使壅塞不通的里气得以疏畅，呃逆就会停止。但是，由于本病的伴随症状轻重不一，不容易预料，因此文中只说用攻下法治疗而不规定具体的方剂，以便临床医生根据病情灵活选择用方。还要指出的是，中焦实证引起呃逆，必然呃逆连续而作、声音紧促，这是因为胃气壅实阻塞，迫使肺气不能下降，两者相互冲击则发生呃逆。如果呃逆断断续续，多为下焦肾虚不能纳气所致，因为其导致呃逆的上冲之气来路较远，所以声音时断时续，治疗应遵循下焦病变的处理原则选方用药。

九、阳明温病，下利谵语，阳明脉实，或滑疾者，小承气汤主之；脉不实者，牛黄丸主之，紫雪丹亦主之。

下利谵语，柯氏谓肠虚胃实，故取大黄之濡胃，无庸芒硝之润肠。本论有脉实、脉滑疾、脉不实之辨，恐心包络之谵语而误以承气下之也，仍主芳香开窍法。

小承气汤方（苦辛通法重剂）

大黄（五钱）厚朴（二钱）枳实（一钱）

水八杯，煮取三杯，先服一杯，得宿粪，止后服，不知再服。

调胃承气汤（热淫于内，治以咸寒，佐以甘苦法）

大黄（三钱）芒硝（五钱）生甘草（二钱）

牛黄丸（方论并见上焦篇）

紫雪丹（方论并见上焦篇）

【解读】 九、阳明温病，出现泄泻、谵语等症状，如果脉象右关部实或滑疾的，用小承气汤治疗；如果脉象不实，应用牛黄丸治疗，也可用紫雪丹。

出现泄泻和谵语，柯韵伯说是肠虚胃实，所以用大黄通降胃气，不需要用芒硝软坚润燥。本条强调要注意辨别其脉实、脉滑疾、脉不实，以免把热入心包络引起的谵语误认为是胃肠热结所致，并投用承气汤攻下。如果谵语为热入心包络引起的，依然要以芳香开窍法治疗。

小承气汤方（苦辛通法重剂）

大黄15克厚朴6克枳实3克

上药加水8杯，煮成3杯药液。先服1杯，如肠中宿粪得以排出，则不必再服，如服后仍不解大便，可再服。

调胃承气汤（热淫于内，治以咸寒，佐以苦甘法）

大黄9克芒硝15克生甘草6克

牛黄丸（处方和方论都见上焦篇）

紫雪丹（处方和方论都见上焦篇）

十、温病三焦俱急，大热大渴，舌燥，脉不浮而躁甚，舌色金黄，痰涎壅甚，不可单行承气者，承气合小陷胸汤主之。

三焦俱急，谓上焦未清，已入中焦阳明，大热大渴，脉躁苔焦，阳土燥烈，煎熬肾水，不下则阴液立见消亡，下则引上焦余邪陷入，恐成结胸之证，故以小陷胸合承气汤，涤三焦之邪，一齐俱出，此因病急，故方亦急也，然非审定是证，不可用是方也。

承气合小陷胸汤方（苦辛寒法）

生大黄（五钱）厚朴（二钱）枳实（二钱）半夏（三钱）栝蒌（三钱）黄连（二钱）

水八杯，煮取三杯，先服一杯，不下，再服一杯，得快利，止后服，不便再服。

【解读】 十、温病在热势亢盛时可导致三焦俱病，临床可见壮热，口大渴，舌苔干燥，脉象不浮而非常躁急，苔呈金黄色，咽喉部有许多痰涎壅滞。这种病证不可单独使用承气汤，应以承气汤合小陷胸汤进行治疗。

所谓"三焦俱急"，是指上焦邪热尚未清解，已传入中焦阳明，导致患者出现壮热、口大渴、脉象躁急、舌苔干燥等症状。由于胃热炽盛耗损阴液，甚至消烁肾水，此时若不及时施以攻下法，人体的阴液在短时间内就有消耗殆尽的危险；而立即攻下，又有可能使上焦未清的余邪乘虚内陷形成结胸证。所以用小陷胸汤配合承气汤，来涤除三焦的邪热，既能清热化痰、理气宽胸，又能攻下腑实。由于病情很急，因此本方的作用也较峻猛。但是，如果没有审察确定是本证，就不可使用本方。

承气合小陷胸汤方（苦辛寒法）

生大黄15克厚朴6克枳实6克半夏9克瓜蒌9克黄连6克。

上药加水8杯，煮成3杯药液。先服1杯，如服后不解大便，则再服一杯。如果服后大便畅通，可不必再服。若仍不大便，则再服。

十一、阳明温病，无上焦证，数日不大便，当下之，若其人阴素虚，不可行承气者，增液汤主之。服增液汤已，周十二时观之，若大便不下者，合调胃承气汤微和之。

此方所以代吴又可承气养荣汤法也。妙在寓泻于补，以补药之体，作泻药之用，既可攻实，又可防虚。余治体虚之温病，与前医误伤津液、不大便、半虚半实之证，专以此法救之，无不应手而效。

增液汤方（咸寒苦甘法）

元参（一两）麦冬（连心，八钱）细生地（八钱）

水八杯，煮取三杯，口干则与饮，令尽，不便，再作服。

方论：温病之不大便，不出热结液干二者之外。其偏于阳邪炽甚，热结之实证，则从承气法矣；其偏于阴亏液涸之半虚半实证，则不可混施承气，故以此法代之。独取元参为君者，元参味苦咸微寒。壮水制火，通二便，启肾水上潮于天，其能治液干，固不待言，本经称其主治腹中寒热积聚，其并能解热结可知。麦冬主治心腹结气，伤中伤饱，胃络脉绝，羸瘦短气，亦系能补能润能通之品，故以为之佐。生地亦主寒热积聚，逐血痹，用细者，取其补而不腻，兼能走络也。三者合用，作增水行舟之计，故汤名增液，但非重用不为功。

本论于阳明下证，峙立三法：热结液干之大实证，则用大承气；偏于热结而液不干者，旁流是也，则用调胃承气；偏于液干多而热结少者，则用增液，所以回护其虚，务存津液之心法也。

按吴又可纯恃承气以为攻病之具，用之得当则效，用之不当，其弊有三：一则邪在心包、阳明两处，不先开心包，徒攻阳明，下后仍然昏惑谵语，亦将如之何哉？吾知其必不救矣。二则体亏液涸之人，下后作战汗，或随战汗而脱，或不蒸汗徒战而脱。三者下后虽能战汗，以阴气大伤，转成上嗽下泄，夜热早凉之怯证，补阳不可，救阴不可，有延至数月而死者，有延至岁余而死者，其死均也。在又可当日，温疫盛行之际，非寻常温病可比，又可创温病治法，自有矫枉过正不暇详审之处，断不可概施于今日也。本论分别可与不可与、可补不可补之处，以俟明眼裁定，而又为此按语于后，奉商天下之欲救是证者。至若张氏、喻氏，有以甘温辛热立法者，湿温有可用之处，然须兼以苦泄淡渗，盖治外邪，宜通不宜守也，若风温、温热、温疫、温毒，断不可从。

【解读】　十一、阳明温病，没有上焦证候，几天不大便，可以用攻下法治疗。如果患者阴液素亏，即使大便不通也不能用承气汤治疗，应选用增液汤。服用增液汤后，须观察 24 小时，如果仍然不解大便，可配合调胃承气汤轻下，以使其胃气调和而大便通畅。

本方是用来代替吴又可在《温疫论》中设立的承气养荣汤的。其特点在于将泻法包含在补法之中，用具有滋补作用的药物，来达到泻下祛邪的目的，既能攻逐实邪，又能预防阴液的耗损。我治疗平素阴虚的温病患者，或因以前的医生用药欠妥损伤津液的患者，凡是属于虚实夹杂而不大便的病证，都是采用这个方法进行救治，大多能立刻见效。

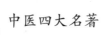

增液汤方（咸寒苦甘法）

玄参30克麦冬（连心）24克细生地黄24克

上药加水8杯，煮成3杯药液。患者口渴时给其饮用，直至饮完。如服后仍不解大便，再配1剂煎服。

方论：温病出现不大便的症状，原因不会超出实热内结和阴液干涸两方面。如果是侧重于阳热炽盛、实热内结的实证，则使用承气汤为主治疗；如果是侧重于阴液耗损的虚实夹杂证，就不能随便使用承气汤，可以用本条提出的方法代替。该法所用的增液汤独以玄参为君，因为玄参味苦咸而性微寒，具有滋阴制火、通调大小便的作用，可使肾中之水上输而濡养全身，因此能治阴液干枯的病证，当然不必多说。同时，《神农本草经》中说，玄参主治腹中寒热积聚，说明它还能解除肠中热结。麦冬主治心腹部的郁结之气，中气受伤、饮食不节引起的脾胃损伤，胃的络脉欲绝，身体消瘦而气短等，也是一种能补正、能润津、能通气的药物，所以在方中作为佐药。生地黄也可以治疗寒热结聚，能攻逐血脉的痹阻，用细生地黄是利用其补而不腻、疏通络脉的作用。因此，这3味药配合运用，有增水行舟的功效，所以将此方称为增液汤。但须注意，本方在使用时药物的剂量要重用才能取得明显效果。

以上对阳阴温病可以用攻下法的病证，设立了3种治法：热结肠腑、阴液耗损的大实证，当用大承气汤治疗；偏重于热结肠腑而阴液损伤不明显，表现为热结旁流的，应投调胃承气场治疗；偏重于阴液亏耗而热结不甚的，则须用增液汤治疗，这是在温病患者阴液已虚时，重视顾护阴液，务必保存津液的重要治法。

按：吴又可将承气汤作为温病攻逐病邪的主要武器，若使用方法正确，则可收到很好的效果。但如使用不当，则可导致以下3种弊病：其一，邪热已传入心包，但仍炽盛于阳明，此时若不先用清心开窍的方药解除心包之闭，仅仅徒然地攻下阳明热结，即使大便已经通畅，患者却仍然神志昏糊、谵语妄言，那该如何处理呢？我认为病情发展到这种地步，救治已经很难了。其二，身体素亏、阴液匮乏，或感受温邪后阴液严重耗损的人，单纯用攻下法治疗后，有的可出现战栗、汗出的现象；有的可随着战栗及大量汗出而导致正气外脱；有的甚至仅战栗而无汗可出，并伴有正气外脱的表现。其三，运用攻下法后虽然能作战汗，但由于攻下和战汗时都会损伤人体的阴津与阳气，致使病情转变为上见咳嗽、下见泻泄，夜晚发热而清晨热退的虚损病证，这时既不能温补阳气，又不能滋养阴液，治疗比较困难。有的患者病情拖延几个月后死亡，也有的人拖延至1年多后死亡。总之，不论迁延的时间长短，最终结果大都是死亡。在吴又可生活的年代，正是温疫大流行的时候，温疫与一般的温病有不少差异，而且刚刚创立温病的治法，因而不可避免地会有矫枉过正、考虑不周的地方，所以，千万不可原封不动地照搬应用于当今温病的治疗。在本书中，对治法方药的可与和不可与，对补法的可用和不可用都详细进行了区分，以便让高明的医生自己决定如何选用。为此，又在本条的后面加了按语，与医学界中对救治该病有研究的人共同商讨。至于张景岳、喻嘉言曾经提出用甘温、辛热作为主要治法，这种治法适用于湿温病某个阶段的治疗，但还必须与苦泄、淡渗分利的方法

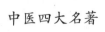

相配合。凡是治疗感受外邪而引起的疾病，都宜通利而不宜留守，以利于病邪外出。然而，像风湿、温热、温疫、温毒等温病，则决不可用甘温、辛热的方法来治疗。

十二、阳明温病，下后汗出，当复其阴，益胃汤主之。

温热本伤阴之病，下后邪解汗出，汗亦津液之化，阴液受伤，不待言矣，故云当复其阴。此阴指胃阴而言，盖十二经皆禀气于胃，胃阴复而气降得食，则十二经之阴皆可复矣。欲复其阴，非甘凉不可，汤名益胃者，胃体阳而用阴，取益胃用之义也。下后急议复阴者，恐将来液亏燥起，而成干咳身热之怯证也。

益胃汤方（甘凉法）

沙参（三钱）麦冬（五钱）冰糖（一钱）细生地（五钱）玉竹（炒香，一钱五分）

水五杯，煮取二杯，分二次服，渣再煮一杯服。

【解读】　十二、阳明温病，使用攻下法后见到汗出的症状，应采用滋补阴液的治法，以益胃汤治疗。

温热性质的疾病本来就容易损伤阴液，攻下之后病邪外解常可见到出汗。汗液是由津液化生的，大量出汗必然会造成阴液的损伤，这是不用多说的，所以提出要滋补阴液。这里所说的"阴"主要指"胃阴"，因为人体十二经脉之气都来源于胃，胃阴恢复，则胃气和降，患者能正常饮食，所以十二经脉的阴液也就可以恢复正常。想要补益胃之阴液，就必须用甘凉濡润之品。本方名为"益胃"，是因为胃的实体是阳腑，而所起的作用是化生阴液，所以"益胃"就是补益胃体以化生阴液的作用，即补益胃阴。

使用攻下后立即考虑补益阴液，是担心以后由于阴液亏虚而出现干燥征象，形成干咳、低热不退等虚损病证。

益胃汤方（甘凉法）

沙参9克麦冬15克冰糖3克细生地黄15克玉竹（炒香）4.5克

上药加水5杯，煮成2杯药液，分为2次饮服，药渣可再煮取1杯服用。

十三、下后无汗脉浮者，银翘汤主之；脉浮洪者，白虎汤主之；脉洪而芤者，白虎加人参汤主之。

此下后邪气还表之证也。温病之邪，上行极而下，下行极而上，下后里气得通，欲作汗而未能，以脉浮验之，知不在里而在表，逐邪者随其性而宣泄之，就其近而引导之，故主以银翘汤，增液为作汗之具，仍以银花、连翘解毒而轻宣表气，盖亦辛凉合甘寒轻剂法也。若浮而且洪，热气炽甚，津液立见销亡，则非白虎不可。若洪而且芤，金受火克，元气不支，则非加人参不可矣。

银翘汤方（辛凉合甘寒法）

银花（五钱）连翘（三钱）竹叶（二钱）生甘草（一钱）麦冬（四钱）细生地（四钱）

白虎汤、白虎加人参汤（方论并见前）

【解读】　十三、使用攻下法后，患者没有汗出而脉象浮，应以银翘汤治疗；如果患者脉象浮洪，可以用白虎汤治疗；如果脉象洪大而芤，则应以白虎加人参汤治疗。

本条所述的是温病使用攻下法后里邪已去，但余邪郁结于肌表的病证。温病病邪在人体内的发展传变，往往是向上部发展到极点后就会转而向下部发展，向下部发展到极点后就会再向上部发展。使用攻下法后，在里的气机得以疏通，会出现好像要出汗而不能出汗的情况，从患者脉象浮加以验证，就可以明了此时病邪不在里而在肌表。临床上攻逐病邪的原则是：根据病邪性质的不同，分别采用宣透外泄的方法；按照病邪所在部位的差异，选择能使邪从最便捷的途径排出体外的治法。所以，针对本条所谈到的病证，应投以银翘汤治疗。补充阴液可使汗源充盈，为顺利出汗奠定基础，因此方中用麦冬、生地黄滋养阴液，同时还用金银花、连翘清热解毒、轻宣肌表之邪，因而该方被称为辛凉合甘寒的经剂。如果脉象浮而洪大，则是病邪在里的表现，出于邪热亢炽，津液有迅速消耗殆尽的危险，所以此时必须用白虎汤治疗。如果脉象洪大而芤，是肺的气阴被火热之邪损伤的表现，称"金受火克"证。此时元气大伤，一定要加入人参，此即白虎加人参汤法。

银翘汤方（辛凉合甘寒法）

金银花 15 克连翘 9 克淡竹叶 6 克生甘草 3 克麦冬 12 克细生地黄 12 克

白虎汤、白虎加人参汤（方剂和方论均见前）

十四、下后无汗，脉不浮而数，清燥汤主之。

无汗而脉数，邪之未解可知，但不浮，无领邪外出之路，既下之后，又无连下之理，故以清燥法增水敌火，使不致为灾，一半日后相机易法，即吴又可下后间服缓剂之法也。但又可清燥汤中用陈皮之燥，柴胡之升，当归之辛窜，津液何堪？以燥清燥，有是理乎？此条乃用其法而不用其方。

清燥汤方（甘凉法）

麦冬（五钱）知母（二钱）人中黄（一钱五分）细生地（五钱）元参（三钱）

水八杯，煮取三杯，分三次服。

加减法：咳嗽胶痰，加沙参三钱，桑叶一钱五分，梨汁半酒杯，牡蛎三钱，牛蒡子三钱。

按吴又可咳嗽胶痰之证，而用苏子、橘红、当归，病因于燥而用燥药，非也，在湿温门中不禁。

【解读】 十四、使用攻下法后，患者未见出汗，脉象为数脉而不浮，可用清燥汤治疗。

患者不出汗而脉象数，说明病邪还没有完全解除。而且因为脉象不浮，说明病邪的部位不在肌表，不能采用透散的方法来祛邪外出。同时，因为本证是在使用攻下法之后出现的，又不能再连续使用攻下，所以应当采用清燥养阴的方法，通过滋补阴液来平抑火热，以避免因阴伤火盛而造成病情的恶化。使用清燥滋阴法1日或半日后，要根据病情的变化调整，运用其他方法来治疗，这就是吴又可提出的攻下后宜间断服用缓剂的方法。但是，在吴又可所创的清燥汤中，陈皮辛燥、柴胡升散、当归辛香走窜，都会损伤津液。用性燥的药物来清除燥热，哪里有这样的道理？因此，本条只采用了吴又可的治法，而不使用他的方剂。

清燥汤方（甘凉法）

麦冬15克知母6克人中黄4.5克细生地黄15克玄参9克

上药加水8杯，煮成3杯药液，分3次服下。

[加减法] 如因肺阴亏虚而见咳嗽痰黏不爽的，可加入沙参9克、桑叶4.5克、梨汁半酒杯、牡蛎9克、牛蒡子9克。

按：吴又可治疗咳嗽、痰胶黏的病证，用苏子、橘红、当归等，对于因燥而引起的病证，用这些性燥的药物是不妥当的。但在湿温病的治疗中，这些性燥的药物不在使用禁忌之列。

十五、下后数日，热不退，或退不尽，口燥咽干，舌苔干黑，或金黄色，脉沉而有力者，护胃承气汤微和之；脉沉而弱者，增液汤主之。

温病下后，邪气已净，必然脉静身凉，邪气不净，有延至数日邪气复聚于胃，须再通其里者，甚至屡下而后净者，诚有如吴又可所云。但正气日虚一日，阴津日耗一日，须加意防护其阴，不可稍有卤莽，是在任其责者临时斟酌尽善耳。吴又可于邪气复聚之证，但主以小承气，本论于此处分别立法。

护胃承气汤方（苦甘法）

生大黄（三钱）元参（三钱）细生地（三钱）丹皮（二钱）知母（二钱）麦冬（连心，三钱）

水五杯，煮取二杯，先服一杯，得结粪，止后服，不便，再服。

增液汤（方见前）

【解读】 十五、使用攻下法后已有几日，患者热势仍然未见减退；或者身热虽有减退但尚未完全退尽，并伴有口渴及咽喉干燥，舌苔干而色黑，或呈老黄色，如果脉象沉而有力，可以用护胃承气汤轻下以调和胃气；如果脉象沉而弱的，应当用增液汤治疗。

温病用攻下法后，如果病邪已经彻底祛除，必然表现为脉象平和而没有发热。若攻下后邪气尚未净去，有的经过几日之后病邪又会渐渐炽盛于胃肠，此时必须再用攻下法疏通里气，有时甚至要连续使用攻下才能把病邪祛除干净。这种状况，就像吴又可所说的那样。但是，随着病变的发展和攻下法的反复使用，正气将一日比一日虚弱，阴津的消耗也会一日比一日严重，此时特别要注意顾护机体的阴液，不能有丝毫的鲁莽行事。最重要的是，医生应根据患者当时的病情及邪正的虚实，仔细斟酌而采取相应的治法。吴又可治疗攻下后邪气复聚而再度形成的热结证，仅仅以小承气汤为主治疗，而本条提出，对这种病证应区分不同的情况分别立法制方。

护胃承气汤（苦甘法）

生大黄9克 玄参9克 细生地黄9克 牡丹皮6克 知母6克 麦冬（连心）9克

上药加水5杯，煮成2杯药液，先服1杯，如果肠中结粪能排出，则不用再服，如不大便，再服1杯。

增液汤（方剂见前）

十六、阳明温病，下后二、三日，下证复现，脉下甚沉，或沉而无力，止可与增液，不可与承气。

此恐犯数下之禁也。

【解读】 十六、阳明温病，运用攻下法后两三日，患者又出现可用攻下的适应证，如果脉象不太沉，或者脉象虽沉但按之无力，此时只可用增液汤治疗，不可使用承气汤。

本条所提出的，是恐怕犯屡用攻下错误的禁忌。

十七、阳明温病，下之不通，其证有五：应下失下，正虚不能运药，不运药者死，新加黄龙汤主之。喘促不宁，痰涎壅滞，右寸实大，肺气不降者，宣白承气汤主之。左尺牢坚，小便赤痛，时烦渴甚，导赤承气汤主之。邪闭心包，神昏舌短，内窍不通，饮不解渴者，牛黄承气汤主之。津液不足，无水舟停者，间服增液，再不下者，增液承气汤主之。

经谓下不通者死，盖下而至于不通，其为危险可知，不忍因其危险难治而遂弃之。兹按温病中下之不通者共有五因：其因正虚不运药者，正气既虚，邪气复实，勉拟黄龙法，以人参补正，以大黄逐邪，以冬、地增液，邪退正存一线，即可以大队补阴而生，此邪正合治法也。其因肺气不降，而里证又实者，必喘促寸实，则以杏仁、石膏宣肺气之痹，以大黄逐肠胃之结，此脏腑合治法也。其因火腑不通，左尺必现牢坚之脉（左尺，小肠脉也，俗候于左寸者非，细考《内经》自知），小肠热盛，下注膀胱，小便必涓滴赤且痛也，则以导赤去淡通之阳药，加连、柏之苦通火腑，大黄、芒硝承胃气而通大肠，此二肠同治法也。其因邪闭心包，内窍不通者，前第五条已有先与牛黄丸，再与承气之法，此条系已下而不通，舌短神昏，闭已甚矣，饮不解渴，消亦甚矣，较前条仅仅谵语，则更急而又急，立刻有闭脱之虞，阳明大实不通，有消亡肾液之虞，其势不可少缓须臾，则以牛黄丸开手少阴之闭，以承气急泻阳明，救足少阴之消，此两少阴合治法也。再此条亦系三焦俱急，当与前第九条用承气、陷胸合法者参看。

其因阳明太热，津液枯燥，水不足以行舟，而结粪不下者，非增液不可。服增液两剂，法当自下，其或脏燥太甚之人，竟有不下者，则以增液合调胃承气汤，缓缓与服，约二时服半杯沃之，此一腑中气血合治法也。

新加黄龙汤（苦甘咸法）

细生地（五钱）生甘草（二钱）人参（一钱五分，另煎）生大黄（三钱）芒硝（一钱）元参（五钱）麦冬（连心，五钱）当归（一钱五分）海参（洗，二条）姜汁（六匙）

水八杯，煮取三杯。先用一杯，冲参汁五分、姜汁二匙，顿服之，如腹中有响声，或转矢气者，为欲便也；候一、二时不便，再如前法服一杯；候二十四刻，不便，再服第三杯；如服一杯，即得便，止后服，酌服益胃汤一剂（益胃汤方见前），余参或可加入。

方论：此处方于无可处之地，勉尽人力，不肯稍有遗憾之法也。旧方用大承气加参、地、当归，须知正气久耗，而大便不下者，阴阳俱惫，尤重阴液消亡，不得再用枳、朴伤气而耗液，故改用调胃承气，取甘草之缓急，合人参补正，微点姜汁，宣通胃气，代枳、朴之用，合人参最宣胃气，加麦、地、元参，保津液之难保，而又去血结之积聚，姜汁为宣气分之用，当归为宣血中气分之用，再加海参者，海参咸能化坚，甘能补正，按海参之液，数倍于其身，其能补液可知，且蠕动之物，能走络中血分，病久者必入络，故以之为使也。

宣白承气汤方（苦辛淡法）

生石膏（五钱）生大黄（三钱）杏仁粉（二钱）栝

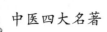

蒌皮（一钱五分）

水五杯，煮取二杯，先服一杯，不知再服。

导赤承气汤

赤芍（三钱）细生地（五钱）生大黄（三钱）黄连（二钱）黄柏（二钱）芒硝（一钱）

水五杯，煮取二杯，先服一杯，不下再服。

牛黄承气汤

即用前安宫牛黄丸二丸，化开，调生大黄末三钱，先服一半，不知再服。

增液承气汤

即于增液汤内，加大黄三钱，芒硝一钱五分。

水八杯，煮取三杯，先服一杯，不知再服。

【解读】 十七、阳明温病，使用攻下法后大便仍然不通，其原因和病证大致有以下5种：一是原本应当用攻下法治疗的病证，因为没有及时攻下，导致机体正气严重损伤而不能运化吸收药力，所以投用的攻下方药不能产生作用，甚至可以造成死亡，应当用新加黄龙汤治疗。二是患者出现气急喘促，坐卧不安，喉中痰涎壅滞不畅，脉象见右寸实大，这是热结肠腑、肺气不能肃降造成的，可用宣白承气汤治疗。三是脉象见左尺坚牢，并伴有小便色红赤，尿时涩痛，时常感到心烦，口渴明显，应采用导赤承气汤治疗。四是热邪内阻心包、机窍堵闭不通，导致神志昏迷，舌短缩，口渴而饮水不能解渴，宜用牛黄承气汤治疗。五是肠道津液不足，大便的传送受到阻碍而引起便秘，就像河道中无水致使船舶不能行驶一样，即所谓"无水舟停"。这种病证可以先服增液汤，如果服后仍然不解大便，再用增液承气汤治疗。

　　《内经》中曾经说过，使用攻下法后大便仍然不通的会导致死亡。一般来说，使用攻下法后大便大多都能通利，如果用后仍然不排大便，其危险是显而易见的，但是，也不能因为病证危险，难以救治，就放弃治疗。这里所举出的湿病中用攻下而大便不通的情况，共有以下5种原因：其一是因为正气虚不能运化药物所造成的。患者既有正气虚弱，又有热结实邪，治疗方法可仿照《伤寒六书》中的黄龙汤法，用人参补益正气，大黄攻逐热结实邪，并用麦冬、生地黄滋补阴液。只要邪气祛除而正气存有一线，就可以用大剂滋养阴液的药物来救治，往往能够转危为安，这种治法称为"邪正合治法"。其二是因为肺气不得肃降，再加上肠腑热结不通，患者必见喘急气促，脉右寸实大。应以苦杏仁、石膏清宣肺气以解除气机的痹阻，用大黄攻逐肠胃的热结实邪，这种方法称为"脏腑合治法"。其三是因为小肠火腑气机不通，左脉尺部必然出现坚牢的脉象（按寸口脉分部，左尺属小肠，有些不明白的人以左寸候小肠，这是错误的。对这个问题，只要仔细考证一下《内经》就会明白。）小肠邪热亢盛，会下注于膀胱，小便必然出现短少色赤，尿时涩滞疼痛的现象。治疗可用导赤散去其中淡渗分利的药物，加入黄连、黄柏等苦寒的药物疏通小肠的火热郁结，再加入大黄、芒硝通畅大肠而承接胃气。这种治法称为"二肠同治法"。其四是因为邪热内闭心包、机窍堵闭不通而引起的病证。本篇第五条中已有先给服牛黄丸，再用承气汤的治法，该条所讨论的是已经使用攻下法而大便仍然不通，并伴有舌短缩、神志昏迷等见症，说明心窍的闭阻已相当严重，同时可见口渴较甚而饮水不能解渴的现象，说明津液也受到了严重的损耗，与第五条仅见有谵语相比，本条病情更加危急，有立刻出现内闭外脱的危险。如果阳明腑实不能解除，则肾中阴液有消耗殆尽的可能。此时病势已经非常危急，治疗不可有丝毫的拖延迟缓，必须立即用牛黄丸开通手少阴心窍的闭阻，用承气汤迅速泻下阳明大肠的热结，以救治足少阴肾水的耗竭，这种治法称为"两少阴合治法"。另外，本条所述的病证也属于上焦心、中焦胃、下焦肾均有病变的三焦俱急证，应当与本篇第九条中用承气汤、陷胸汤合治的病证相互参照对比。其五是因为阳明邪热亢炽，导致津液严重消耗，肠中津液不足失于润滑，大便不能正常下行而便秘不通，即所谓"水不足以行舟"，此时一定要用增液汤滋养阴液才可能奏效。服增液汤二剂以后，大便一般自然可以解出，但有的人因脏腑阴液损耗过于严重，也有大便仍然不能排出的现象，可以用增液汤配合调胃承气汤治疗，让患者缓慢地服用汤药，大约每4小时服半杯，以润滑肠道，这种治法称为"一腑中气血合治法"。

新加黄龙汤（苦甘咸法）

细生地黄15克生甘草6克人参4.5克（另煎）生大黄9克芒硝3克玄参15克麦冬（连心）15克当归4.5克海参（洗）2条姜汁6匙

上药加水8杯，煮成3杯药液。先用1杯，冲入另煎的参汤和姜汁2匙，1次服下。如果服后腹中有响声，或者有肛门排气的，是将要解大便的征兆；如果等待2~4小时后仍然不解大便，再按上面的方法服药1杯；如果等待6小时左右不解大便，再服第3杯药。若服第1杯后就能解出大便，那就不必再服余药，可以酌情服益胃汤一剂（益胃汤方见前），必要时剩余的参汤也可加入其中一起服用。

方论：这里提出的治法是针对已难以救治的危重病证竭尽全力制定的，虽然无转危为安的把握，但总比坐以待毙要少一些遗憾。以前《伤寒六书》中的黄龙汤，是用大承气汤加入人参、生地黄、当归所组成。可是本证正气耗伤已久，加上大便不通，人体的阴阳都已受到严重消耗，尤其是阴液已至耗竭边缘，不能再用枳实、厚朴来耗伤元气阴液，所以改用调胃承气汤。方中用甘草缓和攻下药的峻猛之性，配合人参补益正气；少量姜汁宣通胃气，以代替枳实、厚朴行气散结的作用，并且，姜汁配人参最适宜宣通胃气；加入麦冬、生地黄、玄参滋补耗竭的津液，消散血脉的瘀结；用姜汁宣通气分的郁滞，用当归宣畅血中的气机；再加入海参的原因，是海参有咸甘两味，味咸可以软坚，味甘可以补益正气。海参体内的液体很多，具有滋补阴液的作用是非常明显的，而且海参是一种蠕动之物，能通经络、畅血行，由于疾病日久病变必然会深入络脉，所以本方用海参作为佐使之药。

宣白承气汤方（苦辛淡法）

生石膏15克 生大黄9克 苦杏仁粉6克 瓜蒌皮4.5克

上药加水5杯，煮成2杯药液，先服1杯，如果服后没有产生效果就再服1杯。

导赤承气汤

赤芍9克 细生地黄15克 生大黄9克 黄连6克 黄柏6克

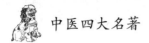

芒硝3克

上药加水5杯，煮成2杯药液，先服1杯，如果服后仍然不解大便，就再服1杯。

牛黄承气汤

用前面所说的安宫牛黄丸2丸，以冷开水化开，调入生大黄粉9克，先服一半，如果服后不见效，就再服另一半。

增液承气汤

在增液汤内，加入大黄9克、芒硝4.5克。

上药加水8杯，煮成3杯药液，先服1杯，如果没有取得效果，就再服1杯。

十八、下后虚烦不眠，心中懊憹，甚至反复颠倒，栀子豉汤主之；若少气者，加甘草；若呕者，加姜汁。

邪气半至阳明，半犹在膈，下法能除阳明之邪，不能除膈间之邪，故证现懊憹虚烦，栀子豉汤，涌越其在上之邪也。少气加甘草者，误下固能伤阴，此则以误下而伤胸中阳气，甘能益气，故加之。呕加姜汁者，胃中未至甚热燥结，误下伤胃中阳气，木来乘之，故呕，加姜汁，和肝而降胃气也，胃气降，则不呕矣。

栀子豉汤方（见上焦篇）

栀子豉加甘草汤

即于栀子豉汤内，加甘草二钱，煎法如前。

栀子豉加姜汁方

即于栀子豉汤内，加姜汁五匙。

【解读】 十八、使用攻下法后、出现心烦不能入眠，心中有懊恼不安的感觉，甚至可见郁闷烦乱，坐卧不安，可用栀子豉汤治疗。兼有气短的，可加甘草；伴有呕吐的，可加生姜汁。

病邪已经传入阳明，但胸膈间还有余邪内扰，由于攻下法只能祛除阳明的病邪，不能除去胸膈的病邪，所以患者出现了心中懊恼、心烦等症状，应投用栀子豉汤宣发在上部胸膈的病邪，兼有气短的可加入甘草。误用攻下固然会耗伤机体的阴液，但这时主要是误用攻下损伤了胸中的阳气，因为甘味的药物能够补气，所以加入甘草。兼有呕吐的加入姜汁，是因为当胃肠还没有达到热盛燥结程度时，误用下法会损伤胃中的阳气，此时肝木乘虚犯胃，胃气上逆而导致患者呕吐，所以加入姜汁能够理肝气而降胃气，胃气得降呕吐就会停止。

栀子豉汤方（见上焦篇）

栀子豉加甘草汤

即在栀子豉汤内，加入甘草6克，煎法同前。

栀子豉加姜汁方即在栀子豉汤内，加入生姜汁5匙。

十九、阳明温病，干呕口苦而渴，尚未可下者，黄连黄芩汤主之。不渴而舌滑者属湿温。

温热，燥病也，其呕由于邪热夹秽，扰乱中宫而然，故以黄连、黄芩彻其热，以芳香蒸变化其浊也。

黄连黄芩汤方（苦寒微辛法）

黄连（二钱）黄芩（二钱）郁金（一钱五分）香豆豉（二钱）

水五杯，煮取二杯，分二次服。

【解读】 十九、阳明温病，患者作呕而没有胃内容物吐出，口中有苦味而渴，此时尚无腑空的征象，还不可

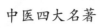

以用攻下法，应以黄连黄芩汤治疗。如口不渴，舌苔滑润的，属于湿温病。

温热病是一类以津液干燥为主要特征的疾病，本证出现干呕是由于邪热之中夹有秽浊，扰乱了中焦脾胃的升降功能，所以用黄连、黄芩来清除邪热，用芳香清宣的药物来化其秽浊。

黄连黄芩汤方（苦寒微辛法）

黄连6克黄芩6克郁金4.5克香豆鼓6克

上药加水5杯，煮成2杯药汁，分为2次服用。

二十、阳明温病，舌黄燥，肉色绛，不渴者，邪在血分，清营汤主之。若滑者，不可与也，当于湿温中求之。

温病传里，理当渴甚，今反不渴者，以邪气深入血分，格阴于外，上潮于口，故反不渴也。曾过气分，故苔黄而燥。邪居血分，故舌之肉色绛也。若舌苔白滑、灰滑、淡黄而滑，不渴者，乃湿气蒸腾之象，不得用清营柔以济柔也。

清营汤方（见上焦篇）

【解读】 二十、阳明温病，舌苔色黄而干燥，舌质深红，口不渴，是邪在营血分的表现，可用清营汤治疗。如果舌苔滑润，就不能投用清营汤，应当按湿温病的相关病证进行治疗。

温病邪传入里，往往里热亢炽津液耗损，按理应当口渴明显，现在反而口不渴，是病邪已深入到营血分，逼使在里的阴气外出，向上湿润于口腔的缘故，所以反而不觉得口渴。由于本证多由气分阶段发展而来，因此舌苔仍然色黄而干燥。病邪深入营血分，所以舌质为深红色。如果舌苔呈白滑、灰滑、淡黄而滑，而且口不渴，是湿气蒸腾于内的征象，不能用清热凉营养阴的清营汤治疗，以免犯"柔以济柔"的错误。

二一、阳明斑者，化斑汤主之。

方义并见上焦篇。

【解读】 二十一、阳明温病发斑的，用化斑汤进行治疗。

化斑汤的方剂组成和组方意义可参见上焦篇。

二二、阳明温病，下后疹续出者，银翘散去豆豉加细生地大青叶元参丹皮汤主之。

方义并见上焦篇。

【解读】 二十二、阳明温病，使用攻下法后见有红疹外发于肌表的，当用银翘散去豆豉，加细生地黄、大青叶、玄参、牡丹皮汤治疗。

银翘散去豆豉，加细生地黄、大青叶、玄参、牡丹皮汤的组成和组方意义可参见上焦篇。

二三、斑疹，用升提则衄，或厥，或呛咳，或昏痉，用壅补则瞀乱。

此治斑疹之禁也。斑疹之邪在血络，只喜轻宣凉解。若用柴胡、升麻辛温之品，直升少阳，使热血上循清道则衄；过升则下竭，下竭者必上厥；肺为华盖，受热毒之熏蒸则呛咳；心位正阳，受升提之摧迫则昏痉。至若壅补，使邪无出路，络道比经道最细，诸疮痛痒，皆属于心，既不得外出，其势必返而归之于心，不瞀乱得乎？

【解读】 二十三、温病外发斑疹，如果用具有升散提举作用的方药进行治疗，就会引起衄血，有的会导致肢体厥冷，有的会发生呛咳，有的甚至会造成神昏痉厥。如果用滋补壅滞的方药进行治疗，就会导致神志昏乱。

以上所说的是治疗斑疹的禁忌。温病见有斑疹外发，是病邪已经深入血络的表现，此时只宜采用轻宣凉解的方法治疗。如果用柴胡、升麻等性味辛温的药物，会使少阳之气直升于上，造成邪热挟血上逆从清窍而出，导致衄血现象。治疗药物过分升举，必然造成下元亏竭，致使阳气不能外布而使肢体清冷不温。肺为人体脏腑的华盖，热毒之气上升则熏灼于肺，必然引起呛咳。心位于上焦，在胸腔之中，受到被升提的火热之气摧残逼迫，定会导致神昏痉厥。如果使用滋补壅滞的药物，致使病邪外出的道路被阻塞，而络脉比经脉更细，与心紧密相关，各种疮疡及痛痒等病证都属于心的病变，当热邪不能外出时，就必然会通过经络而内犯于心，怎么会不发生神志昏乱呢？

二四、斑疹阳明证悉具，外出不快，内壅特甚者，调胃承气汤微和之，得通则已，不可令大泄，大泄则内陷。

此斑疹下法，微有不同也。斑疹虽宜宣泄，但不可太过，令其内陷。斑疹虽忌升提，亦畏内陷。方用调胃承气者，避枳、朴之温燥，取芒硝之入阴，甘草败毒缓中也。

调胃承气汤（方见前）

【解读】 二十四、温病出现斑疹，并且阳明证的症候表现全部具备，但斑疹的透发却不畅快，热结内阻，里气壅滞较为严重的，可用调胃承气汤缓下热结，调和胃气。一旦大便通畅就不可再用攻下，而且下泄不能太过，过分下泄必然损伤正气，病邪就会乘虚内陷。

温病外发斑疹运用攻下法与一般的攻下法稍有不同。

温病出现斑疹，虽然宜用宣泄之法，但决不可过分宣泄，以免造成正气损伤、病邪内陷的状况。治疗斑疹虽然禁忌使用升提之法，但也要担心会发生内陷之变。选用调胃承气汤，避免了温燥的枳实、厚朴对阴液的损伤，方中芒硝能入阴分而软坚，甘草可解毒缓中。

调胃承气汤（方剂见前）

二五、阳明温毒发痘者，如斑疹法。随其所在而攻之。

温毒发痘，如小儿痘疮，或多或少，紫黑色，皆秽浊太甚，疗治失宜而然也。虽不多见，间亦有之。随其所在而攻，谓脉浮则用银翘散加生地、元参，渴加花粉，毒重加金汁、人中黄，小便短加芩、连之类；脉沉内壅者，酌轻重下之。

【解读】　二十五、温毒病证，病邪传入阳明而发生痘疮的，一般可按治疗斑疹的方法处理，根据病邪所在的部位，采用各种祛除病邪的治法。

温毒发生痘疮，与小儿所发的痘疮类似，有的发出较多，有的发出较少。颜色呈紫黑的，大多是因为热毒兼夹秽浊之气太严重，加上治疗不够妥当所引起的。这种病证虽然并不常见，但有时也会发生。应根据病邪所在的部位，采取不同的攻逐之法。脉象浮的可用银翘散加生地黄、玄参，有口渴现象的加天花粉，热毒较重的加金汁、人中黄，小便短赤的加黄芩、黄连之类。脉象沉，里气壅滞的，可根据热结的轻重程度酌情使用攻下法。

二六、阳明温毒，杨梅疮者，以上法随其所偏而调之，重加败毒，兼与利湿。

此条当入湿温，因上条温痘连类而及，故编于此，可以互证也。杨梅疮者，形似杨梅，轻则红紫，重则紫黑，多现于背部、面部，亦因感受秽浊而然。如上法者，如上条治温痘之法。毒甚，故重加败毒。此证毒附湿而为灾，故兼与利湿，如萆薢、土茯苓之类。

【解读】　二十六、温毒病证，病邪传入阳明而发生杨梅疮的，可采用以上所述的治法，根据病邪的轻重及部位不同分别施治。治疗中要注意着重败毒，并兼用利湿的药物。

本条按理应归入湿温病之中，由于上条是讨论温毒发痘，与本病有相似之处，所以将其编在一起，以便于相互对比、参照。所谓杨梅疮，是指疮的形状与杨梅相似，轻的为红紫色，重的为紫黑色，大多发生在人体的背部和面部，也是因为温毒夹有秽浊之气所引起的。可参照上条治疗温毒发痘的方法加以治疗。由于本证热毒较重，所以要着重败毒；又因为本证还夹附湿浊致病，所以要兼用利湿之法，可配合使用萆薢、土茯苓之类的药物。

二七、阳明温病，不甚渴，腹不满，无汗，小便不利，心中懊憹者，必发黄。黄者，栀子柏皮汤主之。

受邪太重，邪热与胃阳相搏，不得发越，无汗不能自通，热必发黄矣。

栀子柏皮汤方

栀子（五钱）生甘草（二钱）黄柏（五钱）

水五杯，煮取二杯，分二次服。

方论：此湿淫于内，以苦燥之，热淫于内，佐以甘苦法也。栀子清肌表，解五黄，又治内烦。黄柏泻膀胱，疗肌肤间热。甘草协和内外。三者其色皆黄，以黄退黄，同气相求也。按又可但有茵陈大黄汤，而无栀子柏皮汤，温热发黄，岂皆可下者哉？

【解读】　二十七、阳明温病，口渴不显著，腹部不胀满，没有汗出，小便也不太通畅，心中懊恼不安的，很有可能会发生黄疸。如果出现了黄疸，可用栀子柏皮汤治疗。

由于感受病邪过重，邪热与胃中阳气相搏结，再加上没有汗出，邪热不能发越，病邪无外出的通路，郁而发热，则必然导致黄疸的发生。

栀子柏皮汤方

栀子15克生甘草6克黄柏15克

上药加水5杯，煮成2杯药液，分2次服下。

方论：这就是《内经》中所说的：湿邪盛于内，用苦味的药来燥湿；热邪盛于内，配合甘味、苦味药治疗的方法。栀子可以清泄肌表的热邪，解除5种黄疸，又能治疗烦躁。黄柏能泄膀胱的热邪、治疗肌肤之间的邪热。甘草可以调和诸药，协调表里之气。这3味药的颜色都是黄的，用黄色的药来退黄疸，是依据同气相求的原理。吴又可在《温疫论》中只有茵陈大黄汤，而没有栀子柏皮汤。但是，温热发黄的病证，难道都可以用攻下法治疗吗？

二八、阳明温病，无汗，或但头汗出，身无汗，渴欲饮水，腹满，舌燥黄，小便不利者，必发黄，茵陈蒿汤主之。

此与上条异者，在口渴、腹满耳。上条口不甚渴，腹不满，胃不甚实，故不可下；此则胃家已实而黄不得退，

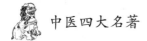

热不得越，无出表之理，故从事于下趋大小便也。

茵陈蒿汤

茵陈蒿（六钱）栀子（三钱）生大黄（三钱）

水八杯，先煮茵陈减水之半，再入二味，煮成三杯，分三次服，以小便利为度。

方论：此纯苦急趋之方也。发黄外闭也，腹满内闭也。内外皆闭，其势不可缓。苦性最急，故以纯苦急趋下焦也。黄因热结，泻热者必泻小肠。小肠丙火，非苦不通。胜火者莫如水，茵陈得水之精；开郁莫如发陈，茵陈生发最速，高出众草，主治热结黄疸，故以之为君。栀子通水源而利三焦，大黄除实热而减腹满，故以之为佐也。

【解读】 二十八、阳明温病，不出汗，或只在头部有汗而身体无汗，口渴想要喝水，腹部胀满，舌苔干燥而色黄，小便不通畅的，很有可能会发生黄疸，可用茵陈蒿汤治疗。

本条和上条不同的地方，主要在于有口渴和腹满的症状。上条患者口渴不显著，腹部不胀满，是胃肠中热结还不严重的表现，所以不可用攻下法；本条胃肠热结已成，此时黄疸不得消退，邪热不能发越，不能期望病邪从表而解，因此采用攻下法运下热结，使邪随大小便而出。

茵陈蒿汤

茵陈蒿 18 克栀子 9 克生大黄 9 克

上药加水 8 杯，先放入茵陈蒿煎成 4 杯，再加入栀子、生大黄煮成 3 杯药液。分 3 次服下，直到小便通畅为止。

方论：本方是药性纯苦而药力直趋于下的方剂。发生黄疸是由于在外的肌表闭塞，腹部胀满是因为在里的胃肠不畅。内外之气都已闭阻不通，病势较急，治疗不能迟缓，所以用纯苦而直趋下焦的药物治疗。引起黄疸的原因是内有热结，要想清除邪热必须泻下小肠。小肠属于内火，必须用苦味的药物才能通其大腑。能够战胜火的莫过于水，茵陈具有水的精华之气；宣通郁结莫过于升发，而茵陈升发最快，超过其他草木，可以主治热结所致的黄疸，所以本方以茵陈为君药，栀子能疏通水道而畅利三焦，大黄可以祛除实热内结而减轻腹部胀满，因此用作本方的佐药。

二九、阳明温病，无汗，实证未剧，不可下，小便不利者，甘苦合化，冬地三黄汤主之。

大凡小便不通，有责之膀胱不开者，有责之上游结热者，有责之肺气不化者。温热之小便不通，无膀胱不开证，皆上游（指小肠而言）热结与肺气不化而然也。小肠火腑，故以三黄苦药通之；热结则液干，故以甘寒润之；金受火刑，化气维艰，故倍用麦冬以化之。

冬地三黄汤方（甘苦合化阴气法）

麦冬（八钱）黄连（一钱）苇根汁（半酒杯，冲）元参（四钱）黄柏（一钱）银花露（半酒杯，冲）细生地（四钱）黄芩（一钱）生甘草（三钱）

水八杯，煮取三杯，分三次服，以小便得利为度。

【解读】 二十九、阳明温病，身无汗出，里实证的表现还不显著，此时不可用攻下法治疗。如果小便不通利，可用甘苦合化法，以冬地三黄汤治疗。

一般来说，出现小便不通，有的是因为膀胱气化失司，有的是因为上游小肠热结不能分清泌浊，有的是因为肺气不宣转输失常。温热病病程中出现小便不通，膀胱气化失司引起的很少，多数是因上游小肠热结或肺气不化而导致。小肠属于火腑，所以用黄连、黄芩、黄柏这3味苦寒的药物来通导火腑；热结于内则津液必然受到损伤，所以用甘寒养阴的药物来滋阴润燥；肺金受到火热之气的灼伤，则正常的转输津气的功能发生严重障碍，因此在方中加倍运用麦冬以补养肺的气阴。

冬地三黄汤方（甘苦合化阴气法）

麦冬24克 黄连3克 黄芩3克 黄柏3克 苇根汁半酒杯（冲）金银花露半酒杯（冲）细生地黄12克 玄参12克 生甘草9克

上药加水8杯，煮成3杯药液，分3次服下，直到小便通畅为止。

三十、温病小便不利者，淡渗不可与也，忌五苓、八正辈。

此用淡渗之禁也。热病有余于火，不足于水，惟以滋水泻火为急务，岂可再以淡渗动阳而燥津乎？奈何吴又可于小便条下，特立猪苓汤，乃去仲景原方之阿胶，反加木通、车前，渗而又渗乎？其治小便血分之桃仁汤中，仍用滑石，不识何解！

【解读】 三十、温病患者出现小便不利的症状，不可使用淡渗利尿的药物，忌用五苓散、八正散之类的方剂。

本条所述是温病禁用淡渗的情况。温热病火热有余而水液不足，因而治疗应以滋补阴液、清热泻火为首要任务，怎么可以再用淡渗利尿的药物来耗损阳气、燥伤津液呢？可是吴又可在《温疫论》中的小便条下专门设有猪苓汤，该方是用张仲景《伤寒论》中的猪苓汤去阿胶，反而加上木通、车前等药物，岂不是使该方淡渗利尿的作用更强吗？在治疗小便血分病变的桃仁汤中，他也仍然使用滑石，真不知应如何解释！

三一、温病燥热，欲解燥者，先滋其干，不可纯用苦寒也，服之反燥甚。

此用苦寒之禁也。温病有余于火，不用淡渗犹易明，并苦寒亦设禁条，则未易明也。举世皆以苦能降火，寒能泻热，坦然用之而无疑，不知苦先入心，其化以燥，服之不应，愈化愈燥。宋人以目为火户，设立三黄汤，久服竟至于瞎，非化燥之明征乎？吾见温病而恣用苦寒，津液干涸不救者甚多，盖化气比本气更烈。故前条冬地三黄汤，甘寒十之八、九，苦寒仅十之一、二耳。至茵陈蒿汤之纯苦，止有一用，或者再用，亦无屡用之理。吴又可屡诋用黄连之非，而又恣用大黄，惜乎其未通甘寒一法也。

【解读】　三十一、温病患者出现燥热的症状，要想解除这些症状，必须先滋润将要干涸的津液，千万不可仅仅使用苦寒的药物，如果单纯投用苦寒药，反而会使燥热症状更加严重。

本条讨论的是温病使用苦寒药的禁忌。温病的特点是邪热亢盛，不能用淡渗药的道理很容易明白，但是把苦寒药也列入禁忌之中，则不容易明白其中的道理。一般医生都知道苦味药能降火，寒凉药能泻热，因而毫无顾忌地使用苦寒药治疗温病而没有任何怀疑。却不知道苦味有先入于心的作用特点，容易化燥耗损阴液，如果服用苦寒药后不见效，越用则越容易化燥伤阴。宋代有人依据眼睛以火为特点，设立了三黄汤治疗眼病，可是服用日久却导致眼睛失明，这难道不是苦寒化燥伤阴的有力证据吗？我见过许多温病患者因滥用苦寒而引起津液干涸，最终无法救治而死亡的病例，这是由于药物所造成的病变比感受病邪所引起的病变更加严重的缘故。所以上条使用的冬地三黄汤中，甘寒的药物占了十之八九，苦寒的药物仅有十之一二。对于茵陈蒿汤这样的纯苦之剂，也只能用 1 次或者用 2 次，不可屡次使用，以免化燥伤阴。吴又可多次批评用黄连可致化燥伤阴的错误，然而自己又滥用大黄，说明他还未能精通甘寒养阴法的运用，令人非常遗憾。

三二、阳明温病，下后热退，不可即食，食者必复；周十二时后，缓缓与食，先取清者，勿令饱，饱则必复，复必重也。

此下后暴食之禁也。下后虽然热退，余焰尚存，盖无形质之邪，每借有形质者以为依附，必须坚壁清野，勿令即食。一日后，稍可食清而又清之物，若稍重浊，犹必复也。勿者，禁止之词，必者，断然之词也。

【解读】 三十二、阳明温病，运用攻下法治疗后热势已退，此时不可立即大量进食，如果大量进食，必然会引起病情复发，称为食复。应在热退 24 小时后再缓缓给予食物，并注意先进食清淡易消化的食物，不要让患者吃得过饱，过饱也会导致病情复发。如果发生食复，病情必然要比原来的更为严重。

本条讨论的是温病攻下后禁忌暴食的问题。攻下后热势虽然减退，但余热往往未尽。邪热是一种无形无质的病邪，常常要借助于有形有质的东西作为依附，因此在温病攻下以后，必须采取坚壁清野的方法，不要让患者立即进食。等一日过后，才可稍微吃一些十分清淡而质稀的东西，如果进食的食物质地较厚浊，或吃得太多，就必然会导致病情复发。文中提到"勿"，是禁止的意思；"必"则是相当肯定的意思。

三三、阳明温病，下后脉静，身不热，舌上津回，十数日不大便，可与益胃、增液辈，断不可再与承气也。下后舌苔未尽退，口微渴，面微赤，脉微数，身微热，日浅者，亦与增液辈，日深舌微干者，属下焦复脉法也（方见下焦）。勿轻与承气，轻与者，肺燥而咳，脾滑而泄，热反不除，渴反甚也，百日死。

此数下亡阴之大戒也。下后不大便十数日，甚至二十日，乃肠胃津液受伤之故，不可强责其便，但与复阴，自能便也。此条脉静身凉，人犹易解，至脉虽不燥而未静，身虽不壮热而未凉，俗医必谓邪气不尽，必当再下，在又可法中亦必再下。不知大毒治病，十衰其六，但与存阴退热，断不误事（下后邪气复聚，大热大渴，面正赤，脉躁甚，不在此例）。若轻与苦燥，频伤胃阴，肺之母气受伤，阳明化燥，肺无秉气，反为燥逼，焉得不咳。燥咳久者，必身热而渴也。若脾气为快利所伤，必致滑泄，滑泄则阴伤而热渴愈加矣。迁延三月，天道小变之期，其势不能再延，故曰百日死也。

【解读】　三十三、阳明温病，使用攻下法后患者的脉象转为平缓，身热已退，干燥的舌面逐渐生津转润，但是 10 多日不解大便，此时可以用益胃汤、增液汤之类的方剂治疗，一定不要再投承气汤。若攻下以后黄燥苔尚未完全消退，有轻微口渴，颜面稍稍发红，脉象略数，身有低热，且病情一日比一日减轻，仍然用增液汤治疗；如果病情逐渐加重，并且舌面干燥少津，属于下焦病证，应当用复脉汤治疗（方见下焦）。切不可轻率地投用承气汤，假如误用承气汤，会导致患者肺阴干燥而呛咳，脾气大虚而滑泄，不仅身热不退，口渴也会进一步加重，往往迁延 100 日左右而死亡。

本条所讨论的是温病多次使用攻下后阴液严重耗竭的治疗禁忌。攻下以后 10 多日不大便，甚至可达 20 日左右，这是胃肠津液损伤严重所致，此时决不可强行通便，只可投用滋养阴液的方药，大便得到阴液的润滑则可自然解出。本条提到脉象转平和、身热已退的不可再用攻下法，其中的道理人们还是比较容易理解的。但对于攻下后脉象虽然不躁急却仍未平静，身热虽然不壮盛却仍有低热的情况，一般医生一定会认为是病邪尚未全部祛除所致，而肯定会再次使用攻下法，在吴又可《温疫论》中对此类病证也是再次使用攻下法来治疗的。这是由于不明白使用药性峻猛的药物治病，当病邪祛除到 6/10 时就应当停用的道理。对这类病证的治疗，只能用滋养阴液以退余热的方法才比较妥当，也不会导致不良后果（如果攻下以后病邪再度聚集而亢盛，患者出现大热、口大渴、满面通红、脉象躁急等症状，则不在本条的讨论范围）。如果患者用攻下法治疗后阴液已经大伤，却仍然轻率地投用苦味性燥的药物，必然会反复耗伤胃阴，并可导致肺阴耗竭。这是由于根据五行生克关系，阳明中土为太阴肺金之母，如阳明胃阴受损，就不能生养肺金，必然会引起肺阴大伤而发生肺燥证，从而出现呛咳少痰等症状。假若燥咳迁延不愈，还会出现身发热、口渴等现象。除此之外，攻下法还有可能损伤脾气，脾气受伤必然会引起大便滑泄失禁，而这一来又加剧了阴液的耗损，使发热、口渴更加严重。一般来说病情可迁延3个月左右，就像1年中的1个季节一样。当季节交替、气候变化的时候，就不能再拖延下去，所以说在100日左右患者有可能死亡。

三四、阳明温病，渴甚者，雪梨浆沃之。

雪梨浆（方法见前）

【解读】 三十四、阳明温病，出现严重口渴症状的，可用雪梨浆来滋养阴液。

雪梨浆（方剂和用法见前）

三五、阳明温病，下后微热，舌苔不退者，薄荷末拭之。

以新布蘸新汲凉水，再蘸薄荷细末，频擦舌上。

【解读】 三十五、阳明温病，使用攻下法以后，仍有轻微发热，黄燥舌苔尚未消退的，可用薄荷细末在舌上揩拭。

用清洁的新布蘸刚刚汲取的凉井水，再蘸研细的薄荷末，反复擦拭舌面。

三六、阳明温病，斑疹、温痘、温疮、温毒、发黄、神昏谵语者，安宫牛黄丸主之。

心居膈上，胃居膈下，虽有膜隔，其浊气太甚，则亦可上干包络，且病自上焦而来，故必以芳香逐秽开窍为

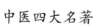

要也。

安宫牛黄丸（方见上焦篇）

【解读】 三十六、阳明温病，无论是斑疹、温痘、温疮、温毒、身发黄疸，凡是出现神志昏迷和谵语等症状的，都可用安宫牛黄丸治疗。

心的位置在横膈的上部，胃则位于横膈之下，中间虽有横膈隔开，但假如胃中秽浊之气太盛，也会向上侵犯心包络，再加上神昏谵语是病邪在上焦，所以治疗必须以芳香逐秽、清心开窍为原则。

安宫牛黄丸（方剂见上焦篇）

三七、风温、温热、温疫、温毒、冬温之在中焦，阳明病居多；湿温之在中焦，太阴病居多；暑温则各半也。

此诸温不同之大关键也。温热等皆因于火，以火从火，阳明阳土，以阳从阳，故阳明病居多。湿温则以湿从湿，太阴阴土，以阴从阴，则太阴病居多。暑兼湿热，故各半也。

【解读】 三十七、风热、温热、温疫、温毒、冬温等疾病，中焦的病证以阳阴胃为主；湿温病的中焦病证，则以太阴脾为主；暑温病的中焦病证，多为脾胃同病。

本条论述了各类温病中焦病证在部位上的主要区别。风热、温热、温疫、温毒、冬温等温热类的温病，感受的病邪都是属于火热性质的，而中焦以阳明胃为阳土，与温热性质的外邪"同气相求"，因此外来的温热病邪易犯于胃，多表现为阳明里热炽盛。湿温病是湿热类的温病，感受的是湿热病邪，而中焦以太阴脾为阴土，与湿热性质的外邪"同气相求"，因而以脾的病证多见。暑温病为暑兼湿热，既有暑热性质，又有湿热特点，所以脾与胃的病证并重。

暑温伏暑

三八、脉洪滑，面赤身热头晕，不恶寒，但恶热，舌上黄滑苔，渴欲凉饮，饮不解渴，得水则呕，按之胸下痛，小便短，大便闭者，阳明暑温，水结在胸也，小陷胸汤加枳实主之。

脉洪面赤，不恶寒，病已不在上焦矣。暑兼湿热，热甚则渴，引水求救。湿郁中焦，水不下行，反来上逆，则呕。胃气不降，则大便闭。故以黄连、栝蒌清在里之热痰，半夏除水痰而强胃，加枳实者，取其苦辛通降，开幽门而引水下行也。

小陷胸加枳实汤方（苦辛寒法）

黄连（二钱）栝蒌（三钱）枳实（二钱）半夏（五钱）

急流水五杯，煮取二杯，分二次服。

【解读】 三十八、温病患者出现脉象洪滑，颜面红赤，身发热，头昏晕，不恶寒，只觉得恶热，舌苔色黄而滑润，口渴喜欢喝凉水，但喝水后并不能解渴，反而水入立即吐出，按压胸部下方有疼痛的感觉，小便短少，大便秘结。这些症状是阳明暑温的表现，属于水与暑热之邪互结于胸脘的病证，可用小陷胸汤加枳实治疗。

患者出现脉洪、面赤、不恶寒等症状，表明病邪已经不在上焦，属阳明暑热亢盛之证。暑邪致病多兼有湿热，暑热炽盛耗伤阴液则口渴，渴而饮水是"引水自救"的征象。湿邪易于郁阻中焦，使饮入的水不能下行反而上逆，以致发生呕吐。胃肠之气不能通降，就会引起大便不通。因而用黄连、瓜蒌清化中焦的热邪和痰湿，半夏祛除水湿痰饮而降逆和胃，再加入枳实苦辛通降，疏通幽门，以达到引水下行的目的。

小陷胸加枳实汤方（苦辛寒法）

黄连6克瓜蒌9克枳实6克半夏15克

上药加入江河里流动的水5杯，煮成2杯药液，分2次服下。

三九、阳明暑温，脉滑数，不食不饥不便，浊痰凝聚，心下痞者，半夏泻心汤去人参、干姜、大枣、甘草加枳实、杏仁主之。

不饥不便，而有浊痰，心下痞满，湿热互结而阻中焦气分。故以半夏、枳实开气分之湿结；黄连、黄芩开气分之热结；杏仁开肺与大肠之气痹；暑中热甚，故去干姜；非伤寒误下之虚痞，故去人参、甘草、大枣，且畏其助湿作满也。

半夏泻心汤去干姜甘草加枳实杏仁方（苦辛寒法）

半夏（一两）黄连（二钱）黄芩（三钱）枳实（二钱）杏仁（三钱）

水八杯，煮取三杯，分三次服。虚者复纳人参二钱，大枣三枚。

【解读】　三十九，阳明暑温，出现脉象滑数，不思进食，无饥饿感，不解大便等症状，其原因是浊痰与湿热相互凝聚，如有胃脘部痞塞胀满现象的，可用半夏泻心汤去人参、干姜、大枣、甘草加枳实、苦杏仁方治疗。

没有饥饿的感觉，大便秘结不通，是由于浊痰阻滞于胃肠，如果又见胃脘部痞塞作胀的，则为湿热交结壅阻于中焦气分。所以用半夏、枳实辛开气分的湿邪郁结，黄连、黄芩疏畅气分的热邪壅滞，苦杏仁宣通肺与大肠的气机痹阻。由于暑温病暑热仍盛，所以《伤寒论》半夏泻心汤原方中辛燥的半夏不宜使用，所以将其去掉；又因本证不是感受寒邪误用下法后中气受伤所致的虚痞，所以原方中的人参、甘草、大枣均不用，以免这三味药助湿邪而加重痞满。

半夏泻心汤去干姜甘草加枳实苦杏仁方（苦辛寒法）

半夏30克黄连6克黄芩9克枳实6克苦杏仁9克

上药加水8杯，煮成3杯药液，分3次服下。中气虚弱的患者可再加入人参6克、大枣3枚。

四十、阳明暑温，湿气已化，热结独存，口燥咽干，渴欲饮水，面目俱赤，舌燥黄，脉沉实者，小承气汤各等分下之。

暑兼湿热，其有体瘦质燥之人，感受热重湿轻之证，湿先从热化尽，只余热结中焦，具诸下证，方可下之。

小承气汤（方义并见前。此处不必以大黄为君，三物各等分可也。）

【解读】　四十、阳明暑温，湿邪已逐渐化燥，肠腑热结留存，患者口舌、咽喉干燥，口渴想喝水，颜面目睛红赤，舌苔干燥而色黄，脉象沉实，治疗可用小承气汤攻下，但方中3味药的分量必须相等。

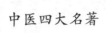

暑邪兼夹湿热，其性以热为主、以湿为次。对于形体消瘦、体质偏于内燥的人来说，若感受这种热重湿轻之邪，则邪中之湿极易化燥化火，出现热结中焦的表现，但必须见有多种可用攻下法治疗的证候，才可以使用攻下法。

小承气汤（方剂和组方意义都见前，但此处使用本方不必以大黄为君药，方中3味药的用量相等即可。）

四一、暑温蔓延三焦，舌滑微黄，邪在气分者，三石汤主之；邪气久留，舌绛苔少，热搏血分者，加味清宫汤主之；神识不清，热闭内窍者，先与紫雪丹，再与清宫汤。

蔓延三焦，则邪不在一经一脏矣，故以急清三焦为主。然虽云三焦，以手太阴一经为要领。盖肺主一身之气，气化则暑湿俱化，且肺脏受生于阳明，肺之脏象属金色白，阳明之气运亦属金色白，故肺经之药多兼走阳明，阳明之药多兼走肺也。再肺经通调水道，下达膀胱，肺痹开则膀胱亦开，是虽以肺为要领，而胃与膀胱皆在治中，则三焦俱备矣，是邪在气分而主以三石汤之奥义也。若邪气久羁，必归血络，心主血脉，故以加味清宫汤主之。内窍欲闭，则热邪盛矣，紫雪丹开内窍而清热最速者也。

三石汤方

飞滑石（三钱）生石膏（五钱）寒水石（三钱）杏仁（三钱）竹茹（炒，二钱）银花（三钱，花露更妙）金汁（一酒杯，冲）白通草（二钱）

水五杯，煮成二杯，分二次温服。

方论：此微苦辛寒兼芳香法也。盖肺病治法，微苦则降，过苦反过病所，辛凉所以清热，芳香所以败毒而化浊也。按三石，紫雪丹中之君药，取其得庚金之气，清热退暑利窍，兼走肺胃者也；杏仁、通草为宣气分之用，且通草直达膀胱，杏仁直达大肠；竹茹以竹之脉络，而通人之脉络；金汁、银花，败暑中之热毒。

加味清宫汤方

即于前清宫汤内加知母三钱、银花二钱、竹沥五茶匙冲入。

方论：此苦辛寒法也。清宫汤前已论之矣，加此三味者；知母泻阳明独胜之热，而保肺清金；银花败毒而清络；竹沥除胸中大热，止烦闷消渴。合清宫汤为暑延三焦血分之治也。

【解读】 四十一、暑温病病邪蔓延到上、中、下三焦，患者舌苔滑润而色淡黄，是病邪在三焦气分的表现，可用三石汤治疗；如果病邪在三焦存留日久，患者出现舌质红绛而少苔的现象，则提示热邪已搏结于血分，可以用加味清宫汤治疗；如果患者神识昏迷，是邪热内闭心窍所致，应当先投用紫雪丹，然后再给服清宫汤。

病邪蔓延到上、中、下三焦，说明病变已不局限在一经一脏，所以治疗应当以急清三焦之邪为主。但是，此病证虽说病邪蔓延三焦，实际上仍以手太阴肺的病变为关键。这是因为肺主全身的气机运行，气机运行流畅，则暑热与湿邪都易于祛除。而且，根据五行的生克关系，肺金是由阳明胃土所化生，肺按五行属性归类属于金而主白色，阳明的气运也属于金而主白色，因此能够治疗肺经疾病的药物大多可以兼治阳明胃的病变，加治疗阳明胃病的药物也多数能够兼治肺的病变。此外，肺具有疏通调节水液运行的通道，使水湿下输膀胱而排出体外的功能，假如肺气的郁闭得到疏通，则膀胱的功能也可恢复正常，所以本病证虽然以肺为病变关键，实际上在治疗时还要兼顾胃和膀胱，因而说上、中、下三焦都包括在其中，这就是暑温邪在三焦气分用三石汤治疗的道理。如果病邪在三焦久留不去，最终可以深入血分，由于心主血脉，故极易发生痰热内闭心包的病变，所以用加味清宫汤为主治疗。如果出现心包内窍闭阻的症状，多因热邪亢盛所致，紫雪丹不仅能清心开窍，而且退热迅速，治疗本证甚为适宜。

三石汤方

飞滑石9克生石膏15克寒水石9克苦杏仁9克竹茹（炒）6克金银花6克（用金银花露更好）金汁1酒杯（冲）白通草6克

上药加水5杯，煮成2杯药液，分2次乘药液尚湿时服下。

方论：本方属于微苦辛寒兼芳香法。对于肺病的治疗方法，用微苦的药物可以使肺气下降，但药味过苦反而会造成药过病所。辛凉类药物可以清热，芳香类药物可以败毒和化解秽浊湿邪。本方中的滑石、石膏、寒水石这"三石"是紫雪丹中的君药，使用它们的道理就是因为三石色白属金而入肺，能够清热退暑、通利水道，并可以兼治肺胃的病变；苦杏仁、通草用以宣畅气机，而且通草尚可直通膀胱、苦杏仁还能直达大肠；竹茹是竹的脉络，故能够疏通人的脉络；金汁、金银花具有清解暑中热毒的作用。

加味清宫汤方

即在前述清宫汤中加入知母9克，金银花6克，再用竹沥5茶匙冲入煎好的药液内。

方论：本方是苦辛寒法。对于清宫汤的配伍意义，前面已经作了论述，再加入以上3味药物的具体作用是：用知母清泄阳明胃亢盛的邪热，从而达到保护肺阴、清除肺热的目的；用金银花解毒并清除络中的邪热；以竹沥祛除胸中的大热，并能止烦闷、解口渴。这3味药配合清宫汤可以治疗暑邪延三焦而深入血分的病证。

四二、暑温伏暑，三焦均受，舌灰白，胸痞闷，潮热呕恶，烦渴自利，汗出溺短者，杏仁滑石汤主之。

舌白胸痞，自利呕恶，湿为之也。潮热烦渴，汗出溺短，热为之也。热处湿中，湿蕴生热，湿热交混，非偏寒偏热可治，故以杏仁、滑石、通草，先宣肺气，由肺而达膀胱以利湿，厚朴苦温而泻湿满，芩、连清里而止湿热之利，郁金芳香走窍而开闭结，橘、半强胃而宣湿化痰以止呕恶，俾三焦混处之邪，各得分解矣。

杏仁滑石汤方（苦辛寒法）

杏仁（三钱）滑石（三钱）黄芩（二钱）橘红（一钱五分）黄连（一钱）郁金（二钱）通草（一钱）厚朴（二钱）半夏（三钱）

水八杯，煮取三杯，分三次服。

【解读】 四十二、暑温和伏暑病，如病邪已侵犯上、中、下三焦，出现舌苔灰白，胸脘部痞闷不舒，下午热势显著，恶心呕吐，烦躁口渴，大便稀薄，全身有汗，小便短少等症状，用杏仁滑石汤治疗。

本病证中出现的舌苔色白、胸脘痞闷、大便稀溏、恶心呕吐等症状，是由湿邪内阻所致。下午热盛、烦躁口渴、有汗、小便短少等症状，是邪热亢盛造成的。此时热邪交混于湿邪之中，而湿邪蕴结日久也会产生热邪，致使湿邪与热邪相互交混，治疗不可单纯用偏于寒或偏于热的药物。所以本方用苦杏仁、滑石、通草宣畅肺气，肺气宣通，水湿就能下达膀胱而排出体外；厚朴味苦而性湿，可以燥湿理气，消除胀满；黄芩、黄连能清除里热，燥湿止泻，尤其适用于湿热引起的腹泻；郁金气味芳香，可以疏通窍道，开散闭结；橘红、半夏能健胃降逆，宣化痰湿，善于治疗恶心呕吐。以上药物配合运用，可使三焦交混的湿热病邪各得分解。

杏仁滑石汤方（苦辛寒法）

苦杏仁9克滑石9克黄芩6克橘红4.5克黄连3克郁金6克通草3克厚朴6克半夏9克

以上药品加水8杯，煮成3杯水，一天分3次服用。

寒　湿

四三、湿之入中焦，有寒湿，有热湿，有自表传来，有水谷内蕴，有内外相合。其中伤也，有伤脾阳，有伤脾阴，有伤胃阳，有伤胃阴，有两伤脾胃，伤脾胃之阳者十常八、九，伤脾胃之阴者十居一、二。彼此混淆，治不中窾，遗患无穷，临证细推，不可泛论。

此统言中焦湿证之总纲也。寒湿者，湿与寒水之气相搏也，盖湿水同类，其在天之阳时为雨露，阴时为霜雪，在江河为水，在土中为湿，体本一源，易于相合，最损人之阳气。热湿者，在天时长夏之际，盛热蒸动湿气流行也，在人身湿郁，本身阳气久而生热也，兼损人之阴液。自表传来，一由经络而脏腑，一由肺而脾胃。水谷内蕴，肺虚不能化气，脾虚不能散津，或形寒饮冷，或酒客中虚。内外相合，客邪既从表入，而伏邪又从内发也。伤脾阳，在中则不运痞满，传下则洞泄腹痛。伤胃阳，则呕逆不食，膈胀胸痛。两伤脾胃，既有脾证，又有胃证也。其伤脾胃之阴若何？湿久生热，热必伤阴，古称湿火者是也。伤胃阴，则口渴不饥。伤脾阴，则舌先灰滑，后反黄燥，大便坚结。湿为阴邪，其伤人之阳也，得理之正，故多而常见。其伤人之阴也，乃势之变，故罕而少见。治湿者必须审在何经何脏，兼寒兼热，气分血分，而出辛凉、辛温、甘温、苦温、淡渗、苦渗之治，庶所投必效。若脾病治胃，胃病治脾，兼下焦者，单治中焦，或笼统混治，脾胃不分，阴阳寒热不辨，将见肿胀、黄疸、洞泄、衄血、便血，诸证蜂起矣。惟在临证者细心推求，下手有准的耳。盖土为杂气，兼证甚多，最难分析，岂可泛论湿气而已哉！

【解读】　四十三、温邪浸犯中焦之后，有的表现为寒湿，有的表现为热湿。其中焦的湿邪，有的是由肌表传入，有的是因脾胃不能运化水谷而内生，还有的是内湿和外湿相互结合而致病。湿邪对中焦的损伤有以下几种情况：有的主要损伤脾阳，有的主要损伤脾阴，有的主要损伤胃阳，有的主要损伤胃阴，有的可使脾胃同时损伤。一般说来，损伤脾胃阳气的多占十之八九，损伤脾胃阴液的常为十之一二。如果对以上所说的不同之处彼此混淆，治疗就不可能切中病情的要害，甚至造成无穷后患。临床遇到这类病证，一定要仔细推敲、分析，决不可笼统、泛泛地判断病情。

本条是概括论述湿邪在中焦所致各种病证的总纲。所谓寒湿，是指湿邪与寒气相结合。寒的五行属性为水，湿与水的性质相类似，一般在天气暖和时可表现为雨露，在气候寒冷时可表现为霜雪，在江河之中为水的形式，在泥土之中又以湿的形式出现。因此，水和湿的实体是同一个来源，两者很容易结合，最能损伤人体的阳气。所谓热湿，是指在夏末至秋初这段时间里，气候炎热，湿气较重，热邪与湿气易于结合，如果人体之中湿气久郁，则会影响体内的阳气生发，日久必然化热，也能形成湿热之邪。温热病邪不仅能损伤人体的阳气，还会消耗机体的阴液。湿邪从肌表侵入中焦，一方面可由经络传入脏腑，另一方面也可由肺传入脾胃。水谷之气的输布，必须依靠肺的转输、脾的运化布散，如果肺虚不能转输水谷之气，脾虚不能运化布散津液，或者感受寒邪，饮服冷水，或者嗜酒的人因饮酒过多损伤了脾胃之气，都可以使水湿内生。内湿与外湿相互结合而致病，是说外在湿邪从表浸入，在内的湿邪又从中焦为患。湿邪损伤了脾的阳气，在中焦可导致气机运行障碍而出现脘腹痛痞闷胀满，影响到肠可引起腹泻不止以及腹痛；湿邪损伤了胃的阳气，可出现呕吐，不思进食，胃脘作胀，胸部疼痛。湿邪同时损伤脾与胃，既可见脾病的表现，又可见胃病的证候。湿邪又是怎样耗伤脾和胃阴液的呢？湿邪久蕴可以化热，邪热必然会耗竭机体的阴液，这就是古人所说的温火。热邪损伤胃阴,可表现为口渴而无饥饿感;损伤脾阴,可见舌苔中由原先的色灰滑润转变为黄而干燥,大便坚硬难解。湿的性质属于阴,又称阴邪,主要损伤人体的阳气,这个道理很容易明白,临床上也较为常见,湿邪损伤人体的阴液,是病情的一种特殊变化,所以较为少见。治疗湿邪所引起的病证,必须仔细审察病邪在哪一经哪一脏,是否兼有寒邪或热邪,以及病位是在气分还是血分,从而制定出辛凉、辛温、甘温、苦温、淡渗、苦渗等治疗方法,只有这样才能取得较好疗效。如果属于脾的病变而去治胃,属于胃的病变而去治脾,或者兼有下焦病变的,却仅仅治疗中焦,或者对三焦病证不加区别地笼统治疗,不认真区分脾病和胃病的不同,不仔细辨别病证的寒热属性,就必然会导致肿胀、黄疸、滑泄不止、衄血、便血等许多变证的产生。医生只有在诊察疾病时细心推求,正确辨证,才能做到立法处方准确无误。脾胃属土,而土为万物所归,兼夹的病邪及引起的病证很多,因而比较难以分析判断,怎么可以笼统地只知道湿气就行了呢?

四四、足太阴寒湿,痞结胸满,不饥不食,半苓汤主之。

此书以温病名,并列寒湿者,以湿温紧与寒湿相对,言寒湿而湿温更易明析。

痞结胸满,仲景列于太阴篇中,乃湿郁脾阳,足太阴之气,不为鼓动运行。脏病而累及腑,痞结于中,故亦不能食也。故以半夏、茯苓培阳土以吸阴土之湿,厚朴苦温以泻湿满,黄连苦以渗湿,重用通草以利水道,使邪有出路也。

229

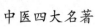
半苓汤方（此苦辛淡渗法也）

半夏（五钱）茯苓块（五钱）川连（一钱）厚朴
（三钱）通草（八钱，煎汤煮前药）

水十二杯，煮通草成八杯，再入余药煮成三杯，分三
次服。

【解读】　四十四、足太阴脾被寒湿所侵犯，出现胸
脘痞满，无饥饿感，不思近食等症状，可用半苓汤治疗。

本书以《温病条辨》作为名称，之所以将寒湿病证列
入其中，是因为温病中的湿温病与寒湿相对应，通过讨论
寒湿，对湿温病就更容易了解。

对于胸脘部痞塞胀满的症状，张仲景在《伤寒论》中
将其列入太阴病篇，是由于湿邪郁遏脾阳，则足太阴脾的
气机不能鼓动运行。脾脏的病变影响到胃腑，导致胃的气
机郁滞不通，因而不能进食。所以方中用半夏、茯苓健胃
气以燥脾湿；厚朴性味苦温，用来祛湿除满；黄连味苦可
以燥湿，并重用通草畅利水道，从而使湿邪有外出之路。

半苓汤方（苦辛淡渗法）

半夏15克茯苓块15克黄连3克厚朴9克通草24克
（煎汤煮前药）

用水12杯，先煎煮通草成8杯，再加入其他药物煎
煮成3杯药液，分3次服下。

四五、足太阴寒湿，腹胀，小便不利，大便溏而不
爽，若欲滞下者，四苓加厚朴秦皮汤主之，五苓散亦
主之。

经谓太阴所至，发为膜胀，又谓厥阴气至为膜胀，盖
木克土也。太阴之气不运，以致膀胱之气不化，故小便不

利。四苓辛淡渗湿，使膀胱开而出邪，以厚朴泻胀，以秦皮洗肝也。其或肝气不热，则不用秦皮，仍用五苓中之桂枝以和肝，通利三焦而行太阳之阳气，故五苓散亦主之。

四苓加厚朴秦皮汤方（苦温淡法）

茅术（三钱）厚朴（三钱）茯苓块（五钱）猪苓（四钱）秦皮（二钱）泽泻（四钱）

水八杯，煮成八分三杯，分三次服。

五苓散（甘温淡法）

猪苓（一两）赤术（一两）茯苓（一两）泽泻（一两六钱）桂枝（五钱）

共为细末，百沸汤和服三钱，日三服。

【解读】 四十五、寒湿侵犯足太阴脾，出现腹部胀满，小便不通畅，大便稀溏而解时不爽快，如同痢疾那样有里急后重的感觉等症状，可用四苓加厚朴秦皮汤治疗，也可用五苓散治疗。

《内经》说：足太阴脾的病变，会引起腹部胀满。还说：足厥阴的病变也可以导致腹部胀满，这是肝木能克脾土的缘故。太阳脾的气机不通畅，可以造成膀胱气化不利，所以见到小便不通畅。四苓散味辛淡，具有渗湿的作用，能使膀胱排泄出体内的湿邪，并配合厚朴以消除胀满，秦皮以清肝泄热。如果肝热不甚，则可不用秦皮，仍然用五苓散中的桂枝来平和肝气，可产生通利三焦水道而祛邪外出，具有促使足太阳经阳气运行的作用，所以说五苓散也可以以治疗本证。

四苓加原朴秦皮汤方（苦温淡法）

茅术 9 克厚朴 9 克茯苓块 15 克猪苓 12 克秦皮 6 克泽

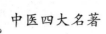
泻 12 克

上药加水 8 怀，煮成 3 杯药液，分 3 次服下。

五苓散（甘温淡法）

猪苓 30 克赤术 30 克茯苓 30 克泽泻 48 克桂枝 15 克

上药共同研为细末，服时用滚开的水调和，每次服 9 克，1 日服 3 次。

四六、足太阴寒湿，四肢乍冷，自利，目黄，舌白滑，甚则灰，神倦不语，邪阻脾窍，舌蹇语重，四苓加木瓜草果厚朴汤主之。

脾主四肢，脾阳郁故四肢乍冷。湿渍脾而脾气下溜，故自利。目白精属肺，足太阴寒则手太阴不能独治，两太阴同气也，且脾主地气，肺主天气，地气上蒸，天气不化，故目睛黄也。白滑与灰，寒湿苔也。湿困中焦，则中气虚寒，中气虚寒，则阳光不治。主正阳者心也，心藏神，故神昏。心主言，心阳虚故不语。脾窍在舌，湿邪阻窍，则舌蹇而语声迟重。湿以下行为顺，故以四苓散驱湿下行，加木瓜以平木，治其所不胜也。厚朴以温中行滞，草果温太阴独胜之寒，芳香而达窍，补火以生土，驱浊以生清也。

四苓加木瓜厚朴草果汤方（苦热兼酸淡法）

生于白术（三钱）猪苓（一钱五分）泽泻（一钱五分）赤苓块（五钱）木瓜（一钱）厚朴（一钱）草果（八分）半夏（三钱）

水八杯，煮取八分三杯，分三次服。阳素虚者，加附子二钱。

【解读】 四十六、寒湿侵犯足太阴脾，症见四肢有时发冷，大便稀薄而次数增多，眼白发黄，舌苔色白而滑润，甚至为灰色，精神倦怠，不想说话等，并且由于病邪阻碍于脾所开窍的口，以致造成语言蹇涩而重浊，此时可用四苓加木瓜草果厚朴汤治疗。

脾主四肢，由于脾阳被寒湿困遏不能温煦四肢，所以四肢有时发冷。湿邪侵犯于脾，导致脾的远化失常，水湿下趋而引起大便稀溏泄泻。眼白在眼部五轮中属肺金，足太阴脾有寒温必然影响到手太阴肺，这是因为手足太阴有着十分密切的关系。而且脾土主地之气，肺金主天之气，地气向上蒸腾而天气不化，脾土之色现于肺金之处，所以眼白可见发黄。舌苔色白滑润或呈灰色，是寒湿侵袭人体的表现。湿邪困阻中焦，会造成脾胃虚寒，使阳气受到严重损伤，而人身的正阳由心所主管，心具有藏神的重要功能，所以可出现神志昏糊的症状。心还具有主语言的功能，心阳虚弱则不想说话。脾的外窍是舌，如果温邪阻滞于脾窍，则可见舌转动不灵而说话声音重浊。湿邪以下行为顺，因此，用四苓散驱除湿邪从小便而出，再加木瓜以平泻肝木，防止肝木克犯脾土；用厚朴温运脾胃，行气导滞；草果温脾阳而散寒，其芳香之气又可直达脾窍，温补脾阳以健脾助运，祛除湿浊以利清气生发。

四苓加木瓜厚朴草果汤方（苦热兼酸淡法）

生白术9克猪苓4.5克泽泻4.5克赤苓块15克木瓜3克厚朴3克草果2.4克半夏9克

上药加水8杯，煮成3杯药液，分3次服下。平素阳气虚弱的患者，可再加入附子6克。

四七、足太阴寒湿，舌灰滑，中焦滞痞，草果茵陈汤

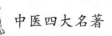

主之；面目俱黄，四肢常厥者，茵陈四逆汤主之。

湿滞痞结，非温通而兼开窍不可，故以草果为君。茵陈因陈生新，生发阳气之机最速，故以之为佐。广皮、大腹、厚朴，共成泻痞之功。猪苓、泽泻，以导湿外出也。若再加面黄肢逆，则非前汤所能济，故以四逆回厥，茵陈宣湿退黄也。

草果茵陈汤方（苦辛温法）

草果（一钱）茵陈（三钱）茯苓皮（三钱）厚朴（二钱）广皮（一钱五分）猪苓（二钱）大腹皮（二钱）泽泻（一钱五分）

水五杯，煮取二杯，分二次服。

茵陈四逆汤方（苦辛甘热复微寒法）

附子（三钱，炮）干姜（五钱）炙甘草（二钱）茵陈（六钱）

水五杯，煮取二杯。温服一杯，厥回止后服；仍厥，再服；尽剂，厥不回，再作服。

【解读】　四十七、寒湿侵犯足太阴脾，出现舌苔色灰而滑润，脘腹部痞胀不舒等症状，可用草果茵陈四逆汤治疗；如果面部皮肤和眼白都已发黄，并有四肢时常发冷等症状，宜用茵陈四逆汤治疗。

湿邪阻滞中焦而导致的痞胀不舒，一定要采用温通阳气、兼开脾窍的方法进行治疗，所以方中用草果为君药。茵陈有由陈而生新的作用，最能生发阳气，故用此药为佐。再配合广皮、大腹皮、厚朴，活药协同具有消除脘腹部痞塞胀满的功效。使用猪苓、茯苓，是为了使湿邪能从小便排出。如果同时伴有面部皮肤发黄和四肢发冷，用上方治疗已无济于事，必须投用四逆汤温阳以治肢冷，再配用茵陈宣化温邪以消退黄疸。

草果茵陈汤方（苦辛温法）

草果3克茵陈9克茯苓皮9克厚朴6克大腹皮6克泽泻4.5克

上药加水5杯，煮成2杯药液，分2次服下。

茵陈四逆汤方（苦辛甘热复微寒法）

附子9克（炮）干姜15克炙甘草6克茵陈18克

上药加水5杯，煮成2杯药液。乘温先服1杯，如果四肢转温，则不必再服；假若四肢仍然发冷，就再服另一杯；如服完1剂后四肢仍不转温，可以再煎1剂服下。

四八、足太阴寒湿，舌白滑，甚则灰，脉迟，不食，不寐，大便窒塞，浊阴凝聚，阳伤腹痛，痛甚则肢逆，椒附白通汤主之。

此足太阴寒湿，兼足少阴、厥阴证也。白滑灰滑，皆寒湿苔也。脉迟者，阳为寒湿所困，来去俱迟也。不食，胃阳痹也。不寐，中焦湿聚，阻遏阳气不得下交于阴也。大便窒塞，脾与大肠之阳不能下达也。阳为湿困，返逊位于浊阴，故浊阴得以蟠踞中焦而为痛也；凡痛皆邪正相争之象，虽曰阳困，究竟阳未绝灭，两不相下，故相争而痛也（后凡言痛者仿此）。椒附白通汤，齐通三焦之阳，而急驱浊阴也。

椒附白通汤方

生附子（炒黑，三钱）川椒（炒黑，二钱）淡干姜（二钱）葱白（三茎）猪胆汁（半烧酒杯，去渣后调入）

水五杯，煮成二杯，分二次凉服。

方论：此苦辛热法复方也。苦与辛合，能降能通，非热不足以胜重寒而回阳。附子益太阳之标阳，补命门之真火，助少阳之火热。盖人之命火与太阳之阳、少阳之阳旺，行水自速。三焦通利，湿不得停，焉能聚而为痛。故用附子以为君，火旺则土强。干姜温中逐湿痹，太阴经之本药，川椒燥湿除胀消食，治心腹冷痛，故以二物为臣。葱白由内而达外，中空通阳最速，亦主腹痛，故以为之使。浊阴凝聚不散，有格阳之势，故反佐以猪胆汁。猪，水畜，属肾，以阴求阴也；胆乃甲木，从少阳，少阳主开泄，生发之机最速。此用仲景白通汤，与许学士椒附汤，合而裁制者也。

【解读】　四十八、寒湿侵犯足太阴脾，症见舌苔色白而滑润，甚至呈灰色，脉象迟缓，不思进食，夜难入睡，大便闭结不通，这是因为寒湿浊阴凝聚于中焦，阳气受损则腹痛，如果疼痛剧烈引起四肢发冷，可用椒附白通汤治疗。

本病证不仅是寒湿侵犯足太阴脾，寒湿还兼犯于足少阴肾和足厥阴肝。白滑苔和灰滑苔，都是寒湿的表现。脉象迟缓，是阳气被寒湿困遏的缘故，其特点是脉的来去都较缓慢。不思进食，是因为寒湿困阻了胃阳。夜不安眠，是由于中焦寒湿凝聚，使阳气被阻遏而不能下交于阴。大便闭塞不通，是脾与大肠的阳气不能通达所造成的。阳气被湿邪困阻，则浊阴之邪必然更盛，因浊阴阻于中焦而引起腹痛。凡出现疼痛都是邪正相争的反应，此时虽然寒湿困遏了阳气，但毕竟阳气还没有衰亡，以致阳气与寒湿相互抗争而发生疼痛。椒附白通汤，可以同时温通三焦的阳

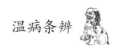

气，迅速祛除湿浊之邪。

椒附白通汤方

生附子（炒黑）9克花椒（炒黑）6克淡干姜6支葱白3茎猪胆汁半烧酒杯（去渣后调入）

上药加水5杯，煮成2杯药液，放凉后分2次服下。

本方为为苦辛热法的复方。苦味药与辛味药配合，即能降又能通，且不用热药不足以祛除严重的阴寒之气使阳气回复。附子不仅能补益太阳经的阳气，还能补益命门的真火，助长少阳的火热。如果人体的命门之火和太阳的阳气、少阳的阳气都很旺盛，就能很快地祛除水湿。三焦畅通无阻，湿邪难以在体内停留，怎么可能聚集在中焦而引起疼痛呢？所以用附子为君药，使阳气旺盛则脾土强壮。干姜能温通中焦之阳以驱除湿邪的郁结，是治疗太阴脾病的主要药物；花椒能燥湿，解除胀满，消化食积，可以治疗心腹部发冷而疼痛的证候，所以用这2味药作为臣药。葱白具有从内而达外的作用，其形状中空，温通阳气的功效最快，也能治疗腹痛，因而以此作为使药。寒湿为浊阴之邪，如果凝聚郁结于体内，有可能会造成阳气被格拒于外的严重状况，所以本方用猪胆汁是一种反佐之法。猪在五行归类中属水畜，与肾有关，用猪胆汁来治疗寒湿困阻阳气的病证是"以阴求阴"的方法。胆属于甲木，与少阳有关，少阳主持开泄，因此用胆汁能够迅速升发。本方是用张仲景的白通汤和许叔微的椒附汤组合加减而成。

四九、阳明寒湿，舌白腐，肛坠痛，便不爽，不喜食，附子理中汤去甘草加广皮厚朴汤主之。

九窍不和，皆属胃病。胃受寒湿所伤，故肛门坠痛而便不爽；阳明失阖，故不喜食。理中之人参补阳明之正，苍术补太阴而渗湿，姜、附运坤阳以劫寒，盖脾阳转而后湿行，湿行而后胃阳复。去甘草，畏其满中也。加厚朴、广皮，取其行气。合而言之，辛甘为阳，辛苦能通之义也。

附子理中汤去甘草加厚朴广皮汤方（辛甘兼苦法）

生茅术（三钱）人参（一钱五分）炮干姜（一钱五分）厚朴（二钱）广皮（一钱五分）生附子（一钱五分，炮黑）

水五杯，煮取八分二杯，分二次服。

【解读】　四十九、寒湿伤于足阳明胃，出现舌苔白腐，肛门有下坠疼痛的感觉，大便解时不爽快，不想进食，可用附于理中汤去甘草加广皮厚朴汤治疗。

人体九窍不正常，都与胃的病证有关。胃的阳气被寒湿所困阻，因而出现肛门下坠疼痛，大便不爽快；胃气损伤，受纳功能障碍，所以不想进食。《伤寒论》理中汤方中的人参能补阳明胃的正气，苍术可以补益太阴脾，并能渗湿下行，干姜、附子有温运脾阳、驱除寒邪的作用，脾阳运转正常则水湿可自然流动，而水湿得行胃阳就可以振复。用附子理中汤去甘草，是怕甘草会加重脘腹部的胀满，加入厚朴、广皮以疏理气机。总而言之，本方体现了辛甘为阳、辛苦能通的方义。

附子理中汤去甘草加厚朴广皮汤方（辛甘兼苦法）

生茅术9克人参4.5克炮干姜4.5克厚朴6克广皮4.5克生附子4.5克（炮黑）

上药加水5杯，煮成2杯药液，分2次服下。

五十、寒湿伤脾胃两阳，寒热，不饥，吞酸，形寒，或脘中痞闷，或酒客湿聚，苓姜术桂汤主之。

此兼运脾胃，宣通阳气之轻剂也。

苓姜术桂汤方（苦辛温法）

茯苓块（五钱）生姜（三钱）炒白术（三钱）桂枝（三钱）

水五杯，煮取八分二杯，分温再服。

【解读】 五十、寒湿损伤了脾和胃的阳气，症见恶寒发热，无饥饿感，胃中有酸水上泛，身体时常发冷，或者出现脘腹部痞寒满闷不舒，或者平素嗜好饮酒而导致湿邪内聚，可用苓姜术桂汤治疗。

本方是既温运脾胃，又宣通阳气的轻剂。

苓姜术桂汤方（苦辛温法）

茯苓块 15 克生姜 9 克炒白术 9 克桂枝 9 克

上药加水 5 杯，煮成 2 杯药液，分 2 次乘温服。

五一、湿伤脾胃两阳，既吐且利，寒热身痛，或不寒热，但腹中痛，名曰霍乱。寒多，不欲饮水者，理中汤主之。热多，欲饮水者，五苓散主之。吐利汗出，发热恶寒，四肢拘急，手足厥逆，四逆汤主之。吐利止而身痛不休者，宜桂枝汤小和之。

按霍乱一证，长夏最多，本于阳虚寒湿凝聚，关系非轻，伤人于顷刻之间。奈时医不读《金匮》，不识病源，不问轻重，一概主以藿香正气散，轻者原有可愈之理，重者死不旋踵；更可笑者，正气散中加黄连、麦冬，大用西瓜治渴欲饮水之霍乱，病者岂堪命乎！瑭见之屡矣，故将采《金匮》原文，备录于此。胃阳不伤不吐，脾阳不伤不泻，邪正不争不痛，营卫不乖不寒热。以不饮水之故，知其为寒多，主以理中汤（原文系理中丸，方后自注云：然丸不及汤，盖丸缓而汤速也；且恐丸药不精，故直改从汤）温中散寒。人参甘草，胃之守药；白术甘草，脾之守药；干姜能通能守，上下两泄者，故脾胃两守之；且守中有通，通中有守，以守药作通用，以通药作守用。若热欲饮水之证，饮不解渴，而吐泄不止，则主以五苓。邪热须从小便去，膀胱为小肠之下游，小肠，火腑也，五苓通前阴，所以守后阴也。太阳不开，则阳明不阖，开太阳正所以守阳明也。此二汤皆有一举两得之妙。吐利则脾胃之阳虚，汗出则太阳之阳亦虚；发热者，浮阳在外也；恶寒者，实寒在中也；四肢拘急，脾阳不荣四末；手足厥冷，中土湿而厥阴肝木来乘。病者四逆，汤善救逆，故名四逆汤。人参、甘草守中阳，干姜、附子通中阳，人参、附子护外阳，干姜、甘草护中阳，中外之阳复回，则群阴退避，而厥回矣。吐利止而身痛不休者，中阳复而表阳不和也，故以桂枝汤温经络而微和之。

理中汤方（甘热微苦法，此方分量以及后加减法，悉照《金匮》原文，用者临时斟酌）

人参甘草白术干姜（各三两）

水八杯，煮取三杯，温服一杯，日三服。

加减法：若脐上筑者，肾气动也，去术，加桂四两。吐多者，去术，加生姜三两。下多者还用术。悸者加茯苓二两。渴欲饮水者，加术足前成四两半。腹中痛者，加人参足前成四两半。寒者，加干姜足前成四两半。腹满者，去术，加附子一枚。服汤后，如食顷，饮热粥一升许，微自汗，勿发揭衣服。

五苓散方（见前）

加减法：腹满者，加厚朴、广皮各一两。渴甚面赤，脉大紧而急，扇扇不知凉，饮冰不知冷，腹痛甚，时时躁烦者，格阳也，加干姜一两五钱（此条非仲景原文，余治验也）。

百沸汤和，每服五钱，日三服。

四逆汤方（辛甘热法，分量临时斟酌）

炙甘草（二两）干姜（一两半）生附子（一枚，去皮）加人参（一两）

水五茶碗，煮取二碗、分二次服。

按：原方无人参，此独加人参者，前条寒多不饮水，较厥逆尚轻，仲景已用人参；此条诸阳欲脱，中虚更急，不用人参，何以固内。柯韵伯《伤寒注》云：仲景凡治虚证，以里为重，协热下利，脉微弱者，便用人参；汗后身痛，脉沉迟者，便加人参。此脉迟而利清谷，且不烦不咳，中气大虚，元气已脱，但温不补，何以救逆乎！观茯苓四逆之烦躁，且以人参，况通脉四逆，岂得无参。是必有脱落耳，备录于此存参。

【解读】 五十一、湿邪损伤了脾胃的阳气，出现呕吐和腹泻并作，恶寒发热，身体疼痛等症状，或者没有恶寒发热，仅见有腹中疼痛，这种病证称为霍乱。寒象比较明显，表现为不想喝水的，可用理中汤治疗；发热比较明显，口渴想喝水的，可用五苓散治疗。如果症见呕吐、腹泻交作，身有汗出，发热恶寒，四肢拘挛不能伸展，手足发冷的，应投四逆汤治疗。如果呕吐、腹泻已停止，但身

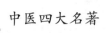
体疼痛未好转的，宜用桂枝汤调和营卫。

按：霍乱这种病证，以夏末秋初最为多见，发生的原因是机体阳气虚弱而寒湿凝聚，往往病情较重，在短时间内就会危及生命。无奈现在的许多医生不学习《金匮》，不知道本病的病源，也不问病情轻重，全部用藿香正气散来治疗，如果是较轻的病证，基本上还能够治愈，如果属于重证，该方则无济于事，患者会很快死亡。更为可笑的是，有人在藿香正气散中加黄连、麦冬，并大用西瓜来治疗口渴想要饮水的霍乱患者，患者还有不死亡的吗？我对这些情况见得多了，所以把《金匮》中的有关原文摘录下来，以供大家参考。胃的阳气不受伤就不会呕吐，脾的阳气不受伤就不会腹泻，邪气和正气不抗争就不会引起疼痛，营卫之气不失于调和就不会恶寒发热。从患者不想喝水的表现，可以了解病证偏于寒性，须用理中汤以温补中阳驱散寒邪。人参和甘草，是胃的守药；白术和甘草，是脾的守药；干姜既能通又能守。本病有上下两泄的特点，表现为呕吐、腹泻并作，所以既要守脾又要守胃，而且要守中有通、通中有守，以守药作为通药用，以通药作为守药用。如果患者口渴想要喝水，但喝了不少水后仍不解渴，并且呕吐和腹泻不止的，其病证偏于热性，当用五苓散治疗。体内的邪热应从小便中排出，膀胱属于小肠的下游，而小肠为火腑，又可移热于膀胱，因而通利膀胱可达到泻小肠之火的目的。所以用五苓散通前阴利小便，小便得通则可以守后阴而实大便。太阳为开，阳明为合，太阳不开则阳明不能合，用五苓散开太阳则可使阳明合而得守，吐泻也会自然而止，因此以五苓散治疗本病有一举两得之妙。呕吐、腹泻不止，会造成脾胃阳气虚弱；大量汗出，会导致足太阳经的阳气不足；发热，是阳气浮现于外的表现；恶寒，是由于实寒阻滞于中焦；四肢拘挛伸展不利，是因为脾阳虚弱不能荣养四肢；手足发冷，是脾胃阳虚，肝木乘虚侵犯所引起的。四逆汤最善于治疗四肢逆冷的病证，所以称为四逆汤。人参、甘草可以守补中焦的阳气，干姜、附子能够温通中焦的阳气，假如人身体表的阳气和内脏的阳气都得以恢复，阴寒之邪自然难以停留，四肢就会随之转温。如果呕吐、腹泻停止，身体疼痛仍然不止的，是中焦阳气已恢复正常，而体表阳气尚未调和所致，因此可用桂枝汤温通经络，轻微调和营卫。

理中汤方（甘热微苦法。本方药物用量以及后面的加减法，全部按照《金匮》的原文，使用时可根据病情灵活掌握）

人参甘草白术干姜各90克

上药加水8杯，煮成3杯药液，乘药温时服下1怀，每日服3次。

（加减法）如果脐上部筑筑而动的，是肾气上攻所致，上方去白术，加桂枝120克；呕吐较严重的，上方去白术，加生姜90克；腹泻较严重的，还应使用白术；有心悸的，加入茯苓60克；口渴想饮水的，将白术用量加至135克；腹中疼痛的，增加人参用量至135克；寒象较严重的，将干姜用量加至135克；腹部胀满的，上方去白术，加附子1枚。服下汤药后，大约经过吃一顿饭的时间，可喝热粥1升左右，使患者微微有些出汗，此时不要揭开衣被。

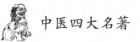

五苓散方（方剂见前）

（加减法）有腹部胀满的，加厚朴、广皮各30克；如口渴严重而颜面红赤，脉象大紧而急，身热用扇子扇也不觉得凉快，饮冰水亦不觉得冷，腹痛较严重，不时出现烦躁症状的，属于阳气被格拒于外的病证，可加入干姜45克。

用滚开的水调和，每次服15克，1日3次。

四逆汤方（辛甘热法，药物用量可临用时根据具体情况灵活掌握）

炙甘草60克干姜45克生附子1枚（去皮）加人参30克

上药加水5茶碗，煮成2碗药液，分2次服下。

按：原方中没有人参，此处惟独加用了人参，这是因为上条讨论的是寒象较重而不想喝水的病证，比四肢逆冷为轻，张仲景已经使用了人参，本条病证为内外阳气都即将外脱，中焦的虚弱更加危急，如果不用人参，怎么能固护在内的阳气呢？柯韵伯在《伤寒注》中说：张仲景凡是治疗虚证，都以里证为主，只要有发热而下利，脉微弱的，便加入人参；如出汗后身体疼痛，脉沉迟的，也要加人参。本病证脉象迟而下利完谷不化，并且没有烦躁、咳嗽症状者，说明中气严重损伤，元气已经外脱，假如仅用温药而不用补药，怎么能够救此逆证呢？《伤寒论》茯苓四逆汤的烦躁之症，都能用人参，何况通脉四逆汤，难道反而不用人参吗？所以《伤寒论》的原文中一定有条文字句的脱落，特地记录在这里以备参考。

五二、霍乱兼转筋者，五苓散加防己桂枝薏仁主之；寒甚脉紧者，再加附子。

肝藏血，主筋，筋为寒湿搏急而转，故于五苓和霍乱之中，加桂枝温筋，防己急驱下焦血分之寒湿，薏仁主湿痹脚气，扶土抑木，治筋急拘挛。甚寒，脉紧，则非纯阳之附子不可。

五苓散加防己桂枝薏仁方

即于前五苓散内，加防己一两，桂枝一两半，足前成二两，薏仁二两。寒甚者，加附子大者一枚。杵为细末，每服五钱，百沸汤和，日三，剧者日三夜一，得卧则勿令服。

【解读】　五十二、霍乱病兼有四肢筋肉拘急挛缩的，可用五苓散加防己桂枝薏苡仁方治疗。寒象较重而脉紧的，可再加入附子。

肝藏血，主筋脉，如果寒湿之邪搏击于筋脉，就会出现四肢筋肉拘急挛缩的现象，所以在用五苓散治疗霍乱时加重桂枝温通筋脉，并用防己迅速驱除下焦血分的寒湿，再加入擅长治疗湿痹和脚气的薏苡仁，以健运脾胃、平抑肝木，从而达到治疗筋脉拘急挛缩的目的。如果寒象较为严重，则非用辛热温阳的附子不可。

五苓散加防己桂枝薏苡仁方

本方即在前述五苓散中加入防己 30 克，桂枝 45 克，与原方中用量合并共 60 克，再加薏苡仁 60 克。寒象严重的，可加较大的附子 1 枚。

上药共同捣为细粉末，每次服 15 克，用滚开的水调和后服下，1 日 3 次。病情严重的可白天服 3 次，夜里服 1 次。如果已能安卧，则不必再服。

五三、卒中寒湿，内挟秽浊，眩冒欲绝，腹中绞痛，脉沉紧而迟，甚则伏，欲吐不得吐，欲利不得利，甚则转筋，四肢欲厥，俗名发痧，又名干霍乱。转筋者，俗名转筋火，古方书不载（不载者，不载上三条之俗名耳；若是证，当于《金匮》腹满、腹痛、心痛、寒疝诸条参看自得），蜀椒救中汤主之，九痛丸亦可服；语乱者，先服至宝丹，再与汤药。

按此证夏日湿蒸之时最多，故因霍乱而类记于此。中阳本虚，内停寒湿，又为蒸腾秽浊之气所干，由口鼻而直行中道，以致腹中阳气受逼，所以相争而为绞痛；胃阳不转，虽欲吐而不得；脾阳困闭，虽欲利而不能；其或经络亦受寒湿，则筋如转索，而后者向前矣；中阳虚而肝木来乘，则厥。俗名发痧者何？盖以此证病来迅速，或不及延医，或医亦不识，相传以钱或用磁碗口，蘸姜汤或麻油，刮其关节，刮则其血皆分，住则复合，数数分合，动则生阳，关节通而气得转，往往有随手而愈者，刮处必现血点，红紫如沙，故名痧也。但刮后须十二时不饮水，方不再发。不然则留邪在络，稍受寒发怒，则举发矣。以其欲吐不吐，欲利不利而腹痛，故又名干霍乱。其转筋名转筋火者，以常发于夏月，夏月火令，又病迅速如火也，其实乃伏阴与湿相搏之故。以大建中之蜀椒，急驱阴浊下行，干姜温中，去人参、胶饴者，畏其满而守也，加厚朴以泻湿中浊气，槟榔以散结气，直达下焦，广皮通行十二经之气。改名救中汤，急驱浊阴，所以救中焦之真阳也。九痛丸一面扶正，一面驱邪，其驱邪之功最迅，故亦可服。再按前吐泻之霍乱，有阴阳二证，干霍乱则纯有阴而无阳，所谓天地不通，闭塞而成冬，有若否卦之义。若语言乱者，邪干心包，故先以至宝丹，驱包络之邪也。

救中汤方（苦辛通法）

蜀椒（炒出汗，三钱）淡干姜（四钱）厚朴（三钱）槟榔（二钱）广皮（二钱）

水五杯，煮取二杯，分二次服。兼转筋者，加桂枝三钱，防己五钱，薏仁三钱。厥者加附子二钱。

九痛丸方（治九种心痛，苦辛甘热法）

附子（三两）生狼牙（一两）人参（一两）干姜（一两）吴茱萸（一两）巴豆（去皮心熬碾如膏，一两）

蜜丸梧子大，酒下，强人初服三丸，日三服，弱者二丸。

兼治卒中恶，腹胀痛，口不能言；又治连年积冷，流注心胸痛，并冷冲上气、落马、坠车、血病等证皆主之。忌口如常法。

方论：《内经》有五脏胃腑心痛，并痰虫食积，即为九痛也。心痛之因，非风即寒，故以干姜、附子驱寒壮阳，吴茱萸能降肝脏浊阴下行，生狼牙善驱浮风，以巴豆驱逐痰虫陈滞之积，人参养正驱邪。因其药品气血皆入，补泻攻伐皆备，故治中恶腹胀痛等证。

附录《外台》走马汤，治中恶、心痛、腹胀、大便不通，苦辛热法。沈目南注云：中恶之证，俗谓绞肠乌痧，即秽臭恶毒之气，直从口鼻，入于心胸肠胃脏腑，壅塞正气不行，故心痛腹胀，大便不通，是为实证。非似六淫侵入而有表里清浊之分。故用巴豆极热大毒峻猛之剂，急攻其邪，佐杏仁以利肺与大肠之气，使邪从后阴，一扫尽除，则病得愈。若缓须臾，正气不通，营卫阴阳机息则

247

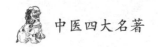

死，是取通则不痛之义也。

巴豆（去心皮熬，二枚）杏仁（二枚）

上二味，以绵缠槌令碎，热汤二合，捻取白汁饮之，当下。老小强弱量之。通治飞尸鬼击病。

按《医方集解》中，治霍乱用阴阳水一法，有协和阴阳，使不相争之义。又治干霍乱用盐汤探吐一法，盖闭塞至极之证，除针灸之外，莫如吐法通阳最速。夫呕，厥阴气也；寒痛，太阳寒水气也；否，冬象也。冬令太阳寒水，得厥阴气至，风能上升，则一阳开泄，万象皆有生机矣。至针法，治病最速，取祸亦不缓，当于《甲乙经》中求之，非善针者，不可令针也。

立生丹（治伤暑、霍乱、痧证、疟、痢、泄泻、心痛、胃痛、腹痛、吞吐酸水，及一切阴寒之证、结胸、小儿寒痉）

母丁香（一两二钱）沉香（四钱）茅苍术（一两二钱）明雄黄（一两二钱）

上为细末，用蟾酥八钱，铜锅内加火酒一小杯，化开，入前药末，丸绿豆大。每服二丸，小儿一丸，温水送下。又下死胎如神。凡被蝎蜂螫者，调涂立效，惟孕妇忌之。

此方妙在刚燥药中加芳香透络。蟾乃土之精，上应月魄，物之浊而灵者，其酥入络，以毒攻毒，而方又有所监制，故应手取效耳。

独胜散（治绞肠痧痛急，指甲唇俱青，危在顷刻）

马粪（年久弥佳）

不拘分两，瓦上焙干为末。老酒冲服二、三钱，不知，再作服。

此方妙在以浊攻浊。马性刚善走，在卦为乾，粪乃浊阴所结，其象圆，其性通，故能摩荡浊阴之邪，仍出下窍。忆昔年济南方切庵莅任九江，临行，一女子忽患痧证，就地滚嚎，声嘶欲绝。切庵云：偶因择日不谨，误犯红痧，或应此乎？余急授此方，求马粪不得，即用骡粪，并非陈者，亦随手奏功。

【解读】　五十三、寒湿之邪突然侵袭中焦，并夹杂有秽浊之气，患者出现严重的头晕目眩，腹中疼痛如绞，脉象沉紧而迟，甚至脉伏症状。同时，患者想吐但吐不出来，想泻也泻不出来，病情严重的还可见到筋肉拘急抽搐，四肢发冷等症状，这种病证俗称"发痧"，又称"干霍乱"。此时所发生的筋肉拘急抽搐，俗称"转筋火"，在古代医书中没有相关记载（这里所说的没有记载，是指以上3个俗名在古医书中没有记载，而对这种病证的诊治，应当参照《金匮》腹满、腹痛、心病、寒疝各条，自然就会明白），可用花椒救中汤治疗，九痛丸也可以服用。如果见有语言错乱的，可先服至宝丹，再给服前面所说的汤药。

按：本病证在夏季湿气上蒸的时候最为多见，由于前面讨论的霍乱与此病证相类似，所以附记于这里。本病证的发生，原因是中焦阳气虚弱，内有寒湿停滞，又被夏季蒸腾的秽浊之气所侵犯。病邪从口鼻而入直接犯于脾胃，以致腹中的阳气被病邪所遏阻，邪正相互抗争而发生腹痛如绞；寒湿困遏胃阳和脾阳，导致脾胃的升降功能失常，从而出现想吐又吐不出来、要泻也泻不出来的症状；如果经络也受到了寒湿的侵犯，则可见筋肉拘急抽搐；中阳虚衰则肝木乘机克伐中土，因而引起四肢发冷。为什么俗称"发痧"呢？是因为本病证来势急骤，有的来不及请医生诊治，有的连医生也不知道是什么病，只能按长期相传的方法，用铜钱或者瓷碗的碗口，蘸姜汤或麻油、刮患者关节部位的皮肤，刮时血液分散，不刮时则血液又汇合，这样经过几次刮动，可以起到疏通气血的作用，关节得以疏通而气机能够运转，往往有人在刮完后很快就能痊愈。由于刮过的皮肤处会出现细小的出血点，色红紫，形状如沙，所以将此病证称为"发痧"。但应注意，刮后24小时以内不能喝水，只有这样病情才不会复发。否则，病邪会留滞于经络，稍微不慎感受寒邪，或情志恼怒，就会导致病情复发。因为本病证的特点是想吐而吐不出来，想泻也泻不出来，并有剧烈腹病，所以又称"干霍乱"。此外，将所发生的"转筋"称"转筋火"，是由于本病证多发生在夏季，夏季属于火热当令，加上病情发展迅速如同火势的缘故，实际上，本病证并不是火热所致，而是由内伏的阴寒之气与湿邪相互搏结引起的。治疗常选用大建中汤加减，方中用花椒快速驱除阴浊之邪，以干姜温中散寒，将原方中的人参、胶饴去掉不用，是恐怕这2味药壅滞内守不利于寒湿的祛除，再加上厚朴燥湿化浊，槟榔驱散郁结之气，并能直接通达下焦，还用广皮疏通十二经的气机。由于本方具有迅速祛除寒湿浊阴之邪，救助中焦真阳之气的作用，因而把该方改名为救中汤。九痛丸可以一面扶正，一面驱邪，而且驱除阴浊病邪的作用非常快捷，所以也可治疗本病。前面所谈到的上吐下泻的霍乱病，有阴、阳2种类型，干霍乱则只有属阴寒性质的，一般无阳证，这就是所谓天地之气不通，闭塞而成为寒冬，如同八卦中的否卦。假如又出现语言错乱，是病邪犯于心包，因此，应当先投用至宝丹，以驱除心包络的病邪。

救中汤方（苦辛通法）

蜀椒（炒出汗）9克淡干姜12克厚朴9克槟榔6克广皮6克

上药加水5杯，煮成2杯药液，分2次服。如兼有"转筋"的，可加桂枝9克、薏苡仁9克、防己15克；如有四肢发冷的，可加附子6克。

九痛丸方（治疗9种心痛，苦辛甘热法）

附子90克生狼牙30克人参30克干姜30克吴茱萸30克巴豆（去皮心熬碾如膏）30克

上药用蜜调和制成药丸，如梧桐子大，以酒送服。身体强健的人开始服3丸，每日服3次；身体较弱的人，开始服2丸。

本方还可以治疗突然中恶，腹部胀满疼痛，口不能说话的病证，也能够治疗因多年寒冷内积流注心胸部而引起的疼痛，以及冷气从下向上冲逆、从马上坠落、由车中坠下、各种血病等。饮食禁忌和通常的忌口要求相同。

方论：据《内经》记载，五脏和胃腑都可以引起心痛，再加上痰、虫、食积所致的心痛，就成为9种心痛。心痛发生的原因，若不是风，就是寒，因此方中用干姜、附子驱除寒邪，温壮阳气，吴茱萸能使肝脏的阴寒浊气下行，生狼牙擅长驱除浮风，再用巴豆来攻逐痰、虫、肠道久留的积滞等病邪，用人参补养正气以增强机体的驱邪能力。由于方中所用的药物既能入气又能入血，而且补益正气和攻逐病邪的作用同时兼备，所以本方能够治疗中恶、腹胀疼痛等病证。

此处附录《外台》中的走马汤：治中恶、心痛、腹胀、大便不通，属苦辛热治法。沈目南注：中恶这种病证，俗称"绞肠乌痧"，是因为秽臭恶毒之气从口鼻侵入人体，直接犯于心胸肠胃各脏腑，导致正气壅阻滞塞不能通行，所以出现心痛、腹部胀满等症状，属于实证。本病证不像六淫之邪侵犯人体那样，有表里和清浊的区别，因此使用巴豆这味性质极热、有较强毒性、作用峻猛的药物，来迅速攻逐病邪，并佐以苦杏仁通利肺与大肠的气机，使病邪从大便一扫而尽，疾病就可以获得痊愈。如果治疗稍微迟缓片刻，就会造成正气不通，人体营卫和阴阳之气停息不行而死亡。所以，本方主要体现了"通则不痛"的治疗思想。

巴豆（去心皮熬）2枚 苦杏仁2枚

上2味药，用绵布缠好以后，用槌捣碎，放进2合热开水中，捻揉使药汁渗入水中，然后将药水服下，服后一定会引起腹泻。药物的剂量应根据患者年龄的大小和体质的强弱灵活掌握。

按：在《医方集解》中，治疗霍乱有一种阴阳水的方法，是取其调和阴阳，使邪正不相争的意思。另外，还有用盐汤探吐来治疗干霍乱的方法，这是因为干霍乱是一种上下闭塞非常严重的病证，除了针灸以外，别的方法都不如吐法通行阳气的作用迅速。呕吐是由于厥阴之气犯胃，寒痛是因为太阳寒水之气闭塞。否，在八势当中代表了冬季，冬季是太阳寒水主令，如果能使厥阴之气发挥作用，风木主上升宣发，可促使呕吐的发生，吐后升发之气宣畅，则万象都有生机。至于用针法，虽然治疗疾病收效很快，但如果使用不当，也会迅速引起不良后果，所以应当认真研读《甲乙经》，不善于针法的人，不能随便下针。

立生丹（治伤暑、霍乱、痧证、疟疾、痢疾、泄泻、心痛、胃病、腹痛、吞吐酸水，及一切阴寒之证、结胸、小儿寒痉）

母丁香36克沉香12克茅苍术36克明雄黄36克

上药共同碾成细末。铜锅内加入烧酒1小杯，加蟾酥24克化开，再将碾好的药末加入，制成药丸如绿豆大小。每次服2丸，小儿服1丸，用温水送下。此方还具有下死胎的功能，效果甚佳。凡是被蝎子、蜂蛰伤的，用本丸化开涂患处，能立即见效，但孕妇忌用。

本方配伍的巧妙之处，在于刚燥性烈的药中加入芳香透络之品。蟾属于土之精的动物，上应于天之月亮，性浊而有清灵之气，蟾酥可以通络，其性毒能够以毒攻毒，方中又有其他药物监制毒性，所以用后能够很快取得效果。

独胜散（治绞肠痧急剧疼痛，指甲、口唇均为青紫色，危险在顷刻之间）

马粪（年久的更佳）

不限分量多少，放在瓦上焙干，然后碾成细末。用老酒冲服6~9克，如不见效，可以再服。

本方配伍的巧妙之处在于"以浊攻浊"，即用秽浊的马粪来治疗浊阴的病证。马性情刚烈而善于奔跑，在八卦中属于乾卦，其粪便为浊阴所结成，形状圆，其性主通，

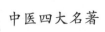

故能荡涤浊阴之邪，并使病邪从大便而出。我回忆起往年有济南人方訒庵去九江赴任，临行时，有一女子忽然患了痧证，腹痛剧烈，在地上打滚嚎哭，声音嘶哑而将死。方訒庵说："这是由于我没有选择好日，所以才犯了红痧证。"我急忙教给他这个方法，但当时找不到马粪，就用骡粪代替，也不是陈粪，用后也同样取得了效果。

湿温（附：疟、痢、疸、痹）

五四、湿热上焦未清，里虚内陷，神识如蒙，舌滑脉缓，人参泻心汤加白芍主之。

湿在上焦，若中阳不虚者，必始终在上焦，断不内陷；或因中阳本虚，或因误伤于药，其势必致内陷。湿之中人也，首如裹，目如蒙，热能令人昏，故神识如蒙，此与热邪直入包络谵语神昏有间。里虚，故用人参护里阳，白芍以护真阴；湿陷于里，故用干姜、枳实之辛通；湿中兼热，故用黄芩、黄连之苦降。此邪已内陷，其势不能还表，法用通降，从里治也。

人参泻心汤方（苦辛寒兼甘法）

人参（二钱）干姜（二钱）黄连（一钱五分）黄芩（一钱五分）枳实（一钱）生白芍（二钱）

水五杯，煮取二杯，分二次服，渣再煮一杯服。

【解读】 五十四、湿热病邪在上焦未能清化，若患者正气亏虚而湿热内陷，则出现神志昏蒙、舌滑、脉缓等表现，可用人参泻心汤加白芍治疗。

温热病邪在上焦，如果中焦阳气不虚，则病邪始终停留在上焦，不易内陷生变；如果中阳亏虚，或用药错误损伤了中焦阳气，必然会导致病邪内陷。湿邪侵袭人体，可见头重如裹、视物如蒙等症状。热邪则能使人神昏，因此湿热之邪内陷会导致神志昏蒙不清，这种神志异常与热邪侵犯心包而产生的神昏、谵语有所不同。由于正气亏虚，所以用人参护养中阳，白芍护养真阴。又因湿邪内陷，故用干姜、枳实辛散温通化湿；由于湿邪兼夹热邪，故用黄芩、黄连苦寒清热。本病证属湿热内陷，不能从表而解，必须采用辛苦通降法以祛除在里的湿热。

人参泻心汤方（苦辛寒兼甘法）

人参5克干姜6克黄连4.5克黄芩4.5克枳实3克生白芍6克

上药用水5杯，煎煮成2杯，分2次服。药渣可加水再煎煮1杯服下。

五五、湿热受自口鼻，由募原直走中道，不饥不食，机窍不灵，三香汤主之。

此邪从上焦来，还使上焦去法也。

三香汤方（微苦微辛微寒兼芳香法）

栝蒌皮（三钱）桔梗（三钱）黑山栀（二钱）枳壳（二钱）郁金（二钱）香豉（二钱）降香末（三钱）

水五杯，煮取二杯，分二次温服。

方论：按此证由上焦而来，其机尚浅，故用蒌皮、桔梗、枳壳微苦微辛开上，山栀轻浮微苦清热，香豉、郁金、降香化中上之秽浊而开郁。上条以下焦为邪之出路，故用重；此条以上焦为邪之出路，故用轻；以下三焦均受者，则用分消。彼此互参，可以知叶氏之因证制方，心灵手巧处矣！惜散见于案中而人多不察，兹特为拈出，以概其余。

【解读】 五十五、湿热之邪从口鼻侵入，内募原直接传到中焦脾胃，出现不知饥饿，不思饮食，神机失灵等症状，可用三香汤治疗。

本条是讨论病邪从上焦传来，再使其从上焦祛除的治法。

三香汤方（微苦微辛微寒兼芳香法）

瓜蒌皮9克桔梗9克降香末9克黑山栀6克枳壳6克郁金6克香豆豉6克

上药用水5杯，煎煮成2杯，分2次温服。

方论：本病证由上焦传变而来，其病机尚属轻浅，所以用瓜蒌皮、桔梗、枳壳微苦微辛的药物开泄上焦，用质轻浮味微苦的栀子清热，以香豆豉、郁金、降香芬香宣化上、中焦秽浊之邪而开通郁闭。上条的治疗是使邪从下焦而出，故用药侧重于沉降；本条的治疗是使邪从上焦宣透，所以用药侧重于轻清；下条病证是三焦均受病邪，故治疗用分消的方法。这3条内容均录自叶天士《临证指南医案》，相互参照，可以看出叶氏根据病证变化制方用药的巧妙之处。但可惜的是，这些内容散见于叶氏的医案中，人们大多没有注意，所以特别选出来进行论述，这样对其他相关内容大致也可触类旁通了。

五六、吸受秽湿，三焦分布，热蒸头胀，身痛呕逆，小便不通，神识昏迷，舌白，渴不多饮，先宜芳香通神利窍，安宫牛黄丸；续用淡渗分消浊湿，茯苓皮汤。

按此证表里经络脏腑三焦，俱为湿热所困，最畏内闭外脱。故急以牛黄丸宣窍清热而护神明。但牛黄丸不能利湿分消，故继以茯苓皮汤。

安宫牛黄丸（方法见前）

茯苓皮汤（淡渗兼微辛微凉法）

茯苓皮（五钱）生薏仁（五钱）猪苓（三钱）大腹皮（三钱）白通草（三钱）淡竹叶（二钱）

水八杯，煮取三杯，分三次服。

【解读】　五十六、秽湿之邪从口鼻而入，遍布于三焦，热邪亢盛而内蒸，头涨，身体疼痛，呕吐，小便不通，神识昏迷，舌苔色白，口渴而不想多喝水。治疗应先用芳香开窍醒神法，用安宫牛黄丸；神志清醒后，再用淡渗利水，分消湿浊法，可用茯苓皮汤。

按：上述病证是湿热之形困阻表里、经络、脏腑、三焦所造成的。这种病变最怕出现内闭外脱之证，所以必须立即给予安宫牛黄丸开窍清热以保护神明，但安宫牛黄丸没有利湿的作用，而本病是因湿热所致，故接着要用茯苓皮汤淡渗利湿。

安宫牛黄丸（处方和治法见前文）

茯苓皮汤（淡渗兼微辛微凉法）

茯苓皮 15 克生薏苡仁 15 克猪苓 9 克大腹皮 9 克白通草 9 克淡竹叶 6 克

以上药物用水 8 杯，煎煮成 3 杯，分 3 次服。

五七、阳明湿温，气壅为哕者，新制橘皮竹茹汤主之。

按《金匮》橘皮竹茹汤，乃胃虚受邪之治，今治湿热壅遏胃气致哕，不宜用参甘峻补，故改用柿蒂。按柿成于秋，得阳明燥金之主气，且其形多方，他果未之有也，故治肺胃之病有独胜（肺之脏象属金，胃之气运属金）。柿蒂乃柿之归束处，凡花皆散，凡子皆降，凡降先收，从生而散而收而降，皆一蒂为之也，治逆呃之能事毕矣（再按：草木一身，芦与蒂为升降之门户，载生气上升者芦也，受阴精归藏者蒂也，格物者不可不于此会心焉）。

新制橘皮竹茹汤（苦辛通降法）

橘皮（三钱）竹茹（三钱）柿蒂（七枚）姜汁（三茶匙，冲）

水五杯，煮取二杯，分二次温服；不知，再作服。有痰火者，加竹沥、栝蒌霜。有瘀血者，加桃仁。

【解读】 五十七、湿温病当湿热侵犯阳明胃时，可因胃气壅滞、气机上逆而出现呃逆，用新制橘皮竹茹汤治疗。

按：《金匮》中的橘皮竹茹汤，是治疗胃气虚损感受病邪而呃逆的方剂，现在用来治疗湿热壅遏胃气所致的呃逆，由于不宜使用人参、甘草壅补的药物，所以改用柿蒂。柿子成熟于秋季，禀受了阳明燥金的主气，且其形状为方形，这是其他果物所没有的，因而治疗肺胃疾病具有独特的作用（肺脏的五行属性为金，胃的气运也属金）。柿蒂为柿的归束之处，从开花至结果都源于此处。凡是花其性能都升散；凡是子其性能皆沉降，而沉降之前必然先收聚，所以柿蒂与收散和沉降均有关系，因而擅长治疗呃逆。（再按：从草木的整体性质分析，芦和蒂为升降的门户，载生发之气上升的是芦，接受阴精之气归藏的是蒂，研究事物的作用时，不可不在这方面用心钻研。）

新制橘皮竹茹汤（苦辛通降法）

橘皮9克竹茹9亮柿蒂7枚姜汁3茶匙（冲）

上药用水 5 杯，煎煮成 2 杯，分 2 次乘热服下。若效果不明显，可再次服用。痰热较甚者，加竹沥、瓜蒌霜。兼有瘀血者，加桃仁。

五八、三焦湿郁，升降失司，脘连腹胀，大便不爽，一加减正气散主之。

再按：此条与上第五十六条同为三焦受邪，彼以分消开窍为急务，此以升降中焦为定法，各因见证之不同也。

一加减正气散方

藿香梗（二钱）厚朴（二钱）杏仁（二钱）茯苓皮（二钱）广皮（一钱）神曲（一钱五分）麦芽（一钱五分）绵茵陈（二钱）大腹皮（一钱）

水五杯，煮二杯，再服。

方论：正气散本苦辛温兼甘法，今加减之，乃苦辛微寒法也。去原方之紫苏、白芷，无须发表也。去甘、桔，此证以中焦为扼要，不必提上焦也。只以藿香化浊，厚朴、广皮、茯苓、大腹泻湿满，加杏仁利肺与大肠之气，神曲、麦芽升降脾胃之气，茵陈宣湿郁而动生发之气，藿香但用梗，取其走中不走外也。茯苓但用皮，以诸皮皆凉，泻湿热独胜也。

【解读】 五十八、湿邪郁阻三焦，气机升降失常，出现脘腹胀满，大便不爽快等症状，可用一加减正气散治疗。

再按：本条与以上第 56 条所论述的病证，均为病邪同时侵犯三焦，但第 56 条病证的治疗以开窍醒神，分利湿邪为旨要方法，而本条病证的治疗则以升降中焦气机为基本大法，这是因为两者的临床表现不同。

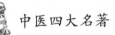

一加减正气散方

藿香梗 6 克厚朴 6 克苦杏仁 6 克茯苓皮 6 克广皮 3 克神曲 4.5 克麦芽 4.5 克绵茵陈 6 克大腹皮 3 克

上药用水 5 杯，煎煮成 2 杯，分作 2 次服。

方论：藿香正气散原本是苦辛温兼甘法，现经过加减而成为苦辛微寒法。去原方中的紫苏、白芷是因为没有表证而不需解表，去甘草、桔梗是因为本证病位在中焦不必升提上焦。方中以藿香芳香化湿，厚朴、广皮、茯苓、大腹皮理气化湿，消除胀满，再加用苦杏仁宣利肺和大肠之气，神曲、麦芽升降中焦脾胃的气机，茵陈宣透湿邪之郁滞而鼓舞生发之气。藿香只用其梗，是利用其只作用于中焦而不作用于体表的功效，茯苓只用皮是因为各种皮的性能大多属于寒凉，对于清化湿热有独特的功效。

五九、湿郁三焦，脘闷，便溏，身痛，舌白，脉象模糊，二加减正气散主之。

上条中焦病重，故以升降中焦为要。此条脘闷便溏，中焦证也，身痛舌白，脉象模糊，则经络证矣，故加防己急走经络中湿郁；以便溏不比大便不爽，故加通草、薏仁，利小便所以实大便也；大豆黄卷从湿热蒸变而成，能化蕴酿之湿热，而蒸变脾胃之气也。

二加减正气散（苦辛淡法）

藿香梗（三钱）广皮（二钱）厚朴（二钱）茯苓皮（三钱）木防己（三钱）大豆黄卷（二钱）川通草（一钱五分）薏苡仁（三钱）

水八杯，煮三杯，三次服。

【解读】五十九、湿邪郁阻三焦，脘腹痞闷，大便稀溏，身体疼痛，舌苔色白，脉象模糊不清，可用二加减正气散治疗。

上条所论述的病证以中焦病变为主，所以治疗以升降中焦脾胃气机为大法。本条所讨论的病证既有脘闷、便溏等湿邪困阻中焦脾胃的症状，又有身体疼痛、舌苔色白、脉象模糊等温邪阻滞经络的表现，所以用防己迅速法除经络中的湿邪；同时，由于本证出现大便稀溏而不是大便不爽，这是湿困胃肠所致，所以加入通草、薏苡仁，通过分利小便达到使大便正常的目的；大豆黄卷是经过湿热蒸变后形成的，故能清化体内蕴阻之湿热，健运脾胃。

二加减正气方（苦辛淡法）

藿香梗 9 克 薏苡仁 9 克 茯苓皮 9 克 木防己 9 克 广皮 6 克 厚朴 6 克 大豆黄卷 6 克 川通草 4.5 克

上药以水 8 杯，煎煮成 3 怀，分 3 次服。

六十、秽湿着里，舌黄脘闷，气机不宣，久则酿热，三加减正气散主之。

前两法，一以升降为主，一以急宣经隧为主。此则以舌黄之故，预知其内已伏热。久必化热，而身亦热矣，故加杏仁利肺气，气化则湿热俱化，滑石辛淡而凉，清湿中之热，合藿香所以宣气机之不宣也。

三加减正气散方（苦辛寒法）

藿香（连梗叶，三钱）茯苓皮（三钱）厚朴（二钱）广皮（一钱五分）杏仁（三钱）滑石（五钱）

水五杯，煮二杯，再服。

【解读】 六十、秽湿之邪留于体内，出现舌苔发黄，胃脘胀闷等症状，这是秽湿久留郁而化热，气机失于宣畅

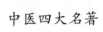
的缘故，可用三加减正气散治疗。

前述两种治法，一是以升降脾胃的气机为主，一是以宣通经络、祛除湿邪为主。本条病证出现了黄色舌苔，因而可以判断体内有热邪内伏。湿邪久郁而化热，身体必然发热，所以治疗时加苦杏仁宣利肺气，肺气宣畅则湿热之邪易于清化；方中滑石辛淡而凉，可清利湿热，配合藿香既可化湿又可宣通气机。

三加减正宁散方（苦辛寒法）

藿香（连梗叶）9 克茯苓皮 9 克厚朴 6 克广皮 4.5 克苦杏仁 9 克滑石 15 克

上药以水 5 杯，煎煮成 2 杯，分 2 次服。

六一、秽湿着里，邪阻气分，舌白滑，脉右缓，四加减正气散主之。

以右脉见缓之故，知气分之湿阻，故加草果、楂肉、神曲，急运坤阳。使足太阴之地气不上蒸手太阴之天气也。

四加减正气散方（苦辛温法）

藿香梗（三钱）厚朴（二钱）茯苓（三钱）广皮（一钱五分）草果（一钱）楂肉（炒，五钱）神曲（二钱）

水五杯，煮二杯，渣再煮一杯，三次服。

【解读】 六十一、秽湿之邪留于体内，阻滞中焦气分，出现舌苔白滑，右手脉象较缓等症状，可用四加减正气散治疗。

本病证因有右手脉缓等症状，故可判断其病机为湿邪阻于气分，所以在方中加入草果、山楂肉、神曲祛除中焦湿邪，运化脾胃气机，使足太阴脾的温邪不至于向上蒸腾而影响手太阴肺的功能，这就是足太阴之地气不上蒸于太阴之天气的意思。

四加减正气散方（苦辛温法）

藿香梗茯苓各9克广皮4.5克草果3克山楂肉（炒）15克厚朴、神曲各6克

上药用水5杯，煎煮成2杯，药渣加水再煮1杯药液，分3次服。

六二、秽湿着里，脘闷便泄，五加减正气散主之。

秽湿而致脘闷，故用正气散之香开；便泄而知脾胃俱伤，故加大腹运脾气、谷芽升胃气也。以上二条，应入前寒湿类中，以同为加减正气散法，欲观者知化裁古方之妙，故列于此。

五加减正气散（苦辛温法）

藿香梗（二钱）广皮（一钱五分）茯苓块（三钱）厚朴（二钱）大腹皮（一钱五分）谷芽（一钱）苍术（二钱）

水五杯，煮二杯，日再服。

按今人以藿香正气散，统治四时感冒，试问四时止一气行令乎？抑各司一气，且有兼气乎？况受病之身躯脏腑，又各有不等乎？历观前五法，均用正气散，而加法各有不同，亦可知用药非丝丝入扣，不能中病。彼泛论四时不正之气，与统治一切诸病之方，皆未望见轩岐之堂室者也，乌可云医乎！

【解读】　六十二、秽湿之邪留于体内，出现脘部胀闷，大便泄泻等症状，可用五加减正气散治疗。

由于秽湿之邪限于中焦而导致脘部胀闷，所以用藿香正气散芳香宣通气机。从大便泄泻可知脾胃均已受损，所以用大腹皮健运脾气，谷芽升发胃气。上述2条病证均属寒湿性质，应列入寒湿类中，但因同为正气散的加减运用，所以并列于此，使读者了解灵活加减古代方剂的妙处。

五加减正气散（苦辛温法）

藿香梗6克广皮4.5克茯苓块9克厚朴6克大腹皮4.5克谷芽3克苍术6克

上述药物用水5杯，煎煮成2杯，1日服2次。

按：现在的医生一般都用藿香正气散治疗一年四季所有的感冒，请问四季只有一气行令呢？还是四季各有一种主令之气，而另有其他兼气呢？答案显然是后者。况且患者的体质、脏腑的功能状况又各不相同，怎么能用藿香正气散治疗一切感冒呢？纵观上述5种治法，虽均用正气散，但药物加减各有不同。由此可知，治疗用药若不能做到丝丝入扣，就不能切中病机，获得疗效。那些只是泛泛谈论四时不正之气，仅用几张方剂治疗所有病证的人，都没能掌握高深的医学理论，怎能称为医生呢？

六三、脉缓身痛，舌淡黄而滑，渴不多饮，或竟不渴，汗出热解，继而复热，内不能运水谷之湿，外复感时令之湿，发表攻里，两不可施，误认伤寒，必转坏证，徒清热则湿不退，徒祛湿则热愈炽，黄芩滑石汤主之。

脉缓身痛，有似中风，但不浮，舌滑不渴饮，则非中风矣。若系中风，汗出则身痛解而热不作矣；今继而复热者，乃湿热相蒸之汗，湿属阴邪，其气留连，不能因汗而退，故继而复热。内不能运水谷之湿，脾胃困于湿也；外复受时令之湿，经络亦困于湿矣。倘以伤寒发表攻里之法施之，发表则诛伐无过之表，阳伤而成痉；攻里则脾胃之阳伤，而成洞泄寒中，故必转坏证也。湿热两伤，不可偏治，故以黄芩、滑石、茯苓皮清湿中之热，蔻仁、猪苓宣湿邪之正，再加腹皮、通草，共成宣气利小便之功，气化则湿化，小便利则火腑通而热自清矣。

黄芩滑石汤方（苦辛寒法）

黄芩（三钱）滑石（三钱）茯苓皮（三钱）大腹皮（二钱）白蔻仁（一钱）通草（一钱）猪苓（三钱）

水六杯，煮取二杯，渣再煮一杯，分温三服。

【解读】　六十三、湿温病过程中，出现脉缓，身体疼痛，舌苔色淡黄而滑，口渴而饮水不多，或竟然不觉口渴，发热，出汗后热势下降，但不久又再度发热。这是由于脾胃不能运化水谷而内生湿邪，同时又外感了时令的湿邪，内外湿邪相合致病。这种病证的治疗，解表法与攻下法均不适宜，如果误认为是伤寒而用解表攻里法治疗，必然转成难以治疗的坏证。如果单纯用清热法治疗，则湿邪不能祛除；如果仅用祛湿法治疗，则热势必然更加炽烈，所以此时应以黄芩滑石汤治疗。

湿温病初期，出现脉缓，身体疼病等症状，与伤寒的中风证有相似之处，但是其脉不浮，舌苔滑腻，不多饮水，可知其并非中风证。如果是中风证，在汗出之后邪随汗解，则身痛消除，发热减退而不会再起。现在所见的病证在汗出后热势虽减，但不久又作，这是出于此为湿热相

265

争而致的出汗，湿为阴邪，性质黏腻，留连难去，不能通过出汗而完全解除，所以热通不久又复发热。

本病证的本质是：内因于机体不能正常地运化水谷之湿，脾胃被湿邪困阻；外因是感受时令之湿邪，困阻经络。此时如果以伤寒解表攻下等法治疗，必然转成难治的坏证，解表会攻伐无邪的肌表，损伤阳气，甚至导致发痉；通里攻下则会更加损伤脾胃阳气，形成虚寒内盛泄泻不止的病证。由下本病证既有湿邪又有热邪，所以治疗不能只侧重于一方，仅治湿或仅消热，必须湿热同治。本方以黄芩、滑石、茯苓皮清湿中之热，以豆蔻、猪苓宣化渗利湿邪，再加上大腹皮、通草，使全方具有宣气化湿、通利小便的作用。通过宣展气机则湿邪得化，又通过利小便而清泄小肠火腑之热，这样湿热之邪自然得以演化。

黄芩滑石汤方（苦辛寒法）

黄芩9克滑石9克茯苓皮9克大腹皮6克豆蔻3克通草3克猪苓9克

上药用水6杯，煎煮成2杯，药渣加水再煎煮1杯，分3次趁热服下。

六四、阳明湿温，呕而不渴者，小半夏加茯苓汤主之；呕甚而痞者，半夏泻心汤去人参、干姜、大枣、甘草加枳实、生姜主之。

呕而不渴者，饮多热少也，故主以小半夏加茯苓，逐其饮而呕自止。呕而兼痞，热邪内陷，与饮相搏，有固结不通之患，故以半夏泻心，去参、姜、甘、枣之补中，加枳实、生姜之宣胃也。

小半夏加茯苓汤

半夏（六钱）茯苓（六钱）生姜（四钱）

水五杯，煮取二杯，分二次服。

半夏泻心汤去人参干姜甘草大枣加枳实生姜方

半夏（六钱）黄连（二钱）黄芩（三钱）枳实（三钱）生姜（三钱）

水八杯，煮取三杯，分三次服。虚者复纳人参、大枣。

【解读】　六十四、湿温病，病在阳明胃，出现呕吐而口不渴等症状，可用小半夏加茯苓汤治疗；如果出现呕吐严重而脘腹病胀等症状，可用半夏泻心汤去人参、干姜、大枣、甘草加枳实、生姜治疗。

出现呕吐而口不渴等症状说明以饮邪在胃为主，热邪不甚，可以用小半夏加茯苓，祛除饮邪则呕吐自然停止。若出现呕吐严重又兼有胃脘痞胀的表现，说明热邪内陷与饮邪相搏结，痼结于中焦形成上下不通的病势，所以治疗用半夏泻心汤去人参、干姜、甘草、大枣等温补中阳的药物，加枳实、生姜宣通胃气。

小半夏加茯苓汤

半夏18克茯苓18克生姜12克

上药用水5杯，煎煮成2杯，分2次服。

半夏泻心汤去人参干姜甘草大枣加枳实生姜方

半夏18克黄连6克黄芩9克枳实9克生姜9克

上药用水8杯，煎煮成3杯，分3次服。若体质虚弱者可以再加入人参、大枣。

六五、湿聚热蒸，蕴于经络，寒战热炽，骨骱烦疼，舌色灰滞，面目萎黄，病名湿痹，宣痹汤主之。

经谓：风寒湿三者合而为痹。《金匮》谓：经热则痹。盖《金匮》诚补《内经》之不足。痹之因于寒者固多，痹之兼乎热者，亦复不少。合参二经原文，细验于临证之时，自有权衡。本论因载湿温而类及热痹，见湿温门中，原有痹证，不及备载痹证之全，学者欲求全豹，当于《内经》、《金匮》、喻氏、叶氏以及宋元诸名家，合而参之自得。大抵不越寒热两条，虚实异治。寒痹势重而治反易，热痹势缓而治反难，实者单病躯壳易治，虚者兼病脏腑夹痰饮腹满等证，则难治矣，犹之伤寒两感也。此条以舌灰目黄，知其为湿中生热；寒战热炽，知其在经络；骨骱疼痛，知其为痹证。若泛用治湿之药，而不知循经入络，则罔效矣。故以防己急走经络之湿，杏仁开肺气之先，连翘清气分之湿热，赤豆清血分之湿热，滑石利窍而清热中之湿，山栀肃肺而泻湿中之热，薏苡淡渗而主挛痹，半夏辛平而主寒热，蚕砂化浊道中清气。痛甚加片子姜黄、海桐皮者，所以宣络而止痛也。

宣痹汤方（苦辛通法）

防己（五钱）杏仁（五钱）滑石（五钱）连翘（三钱）山栀（三钱）薏苡（五钱）半夏（醋炒，三钱）晚蚕砂（三钱）赤小豆皮（三钱，赤小豆乃五谷中之赤小豆，味酸肉赤，凉水浸取皮用。非药肆中之赤小豆，药肆中之赤豆乃广中野豆，赤皮蒂黑肉黄，不入药者也）

水八杯，煮取三杯，分温三服。痛甚加片子姜黄二钱，海桐皮三钱。

【解读】六十五、湿热之邪蕴阻熏灼于经络，患者出现身热炽盛而寒战，因骨节剧烈疼痛而烦躁，舌苔色灰板滞，面口痿黄，这种病证名为湿痹，可用宣痹汤治疗。

《内经》说：风、寒、湿 3 种病邪相合侵犯人体会形成痹证，而《金匮》又补充了《内经》的不足，其中指出：痹证的形成虽然由于寒邪引起的比较多，但兼有热邪的亦不少。结合两者的原文，再仔细于临床中体验，自然就可以掌握了。本书中因论述湿温病而涉及热痹，在湿温门中原来就包括了痹证，但不能全面地详细论述痹证的证治，学习者如果要全面了解痹证的辨证施治，当认真研究《内经》、《金匮》、喻嘉言、叶天士和宋元时期各名家的论述，综合参照自有收获。大凡痹证的辨证不外寒、热 2 条，治疗不离虚实两端。寒痹病势重但治疗反而容易，热痹病势较缓但治疗反而困难。实证者仅仅病在肢体经络，故容易治疗，虚证者则有脏腑病变并兼有痰饮腹满等，所以治疗困难，就如同伤寒中的两感证一样，病变轻重而治疗困难。本病证舌苔灰滞，眼睛发黄，可知湿中已生热，寒战而热势炽烈，可知病变在经络，周身骨节疼痛是痹证的特点。对于本病的治疗，如果只是泛泛地用治湿邪的药物，而不知道用疏通经络的药物，则不可能取得效果。本证所用的宣痹汤，以防己祛除经络的湿邪，苦杏仁宣开肺气，连翘清气分中的湿热，赤小豆清血分中的湿热，滑石通利小便以清热中之湿，栀子清肃肺气以泻湿中之热，薏苡仁淡渗而主治筋脉挛急疼痛，半夏性味辛平主治寒热，蚕沙能化生浊道中的清气。若疼痛较甚可加片姜黄、海桐皮，以宣通经络而止痛。

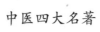

宣痹汤方（苦辛通法）

防己15克苦杏仁15克滑石15克连翘9克栀子9克薏苡仁15克半夏（醋炒）9克晚蚕沙9克赤小豆皮9克（赤小豆是指五谷中的赤小豆，味酸肉红，用凉水浸泡后取皮用。不是药店中的赤小豆，药店中的赤小豆多为两广地区产的野豆，皮红蒂黑肉黄，不能入药）。

上药用水8杯，煎煮成3杯，分3次乘热服下。若骨节疼痛严重，可加片姜黄6克，海桐皮9克。

六六、湿郁经脉，身热身痛，汗多自利，胸腹白疹，内外合邪，纯辛走表，纯苦清热，皆在所忌，辛凉淡法，薏苡竹叶散主之。

上条但痹在经脉，此则脏腑亦有邪矣，故又立一法。汗多则表阳开，身痛则表邪郁，表阳开而不解表邪，其为风湿无疑，盖汗之解者寒邪也，风为阳邪，尚不能以汗解，况湿为重浊之阴邪，故虽有汗不解也。学者于有汗不解之证，当识其非风则湿，或为风湿相搏也。自利者小便必短，白疹者，风湿郁于孙络毛窍。此湿停热郁之证，故主以辛凉解肌表之热，辛淡渗在里之湿，俾表邪从气化而散，里邪从小便而驱，双解表里之妙法也，与下条互斠自明。

薏苡竹叶散方（辛凉淡法，亦轻以去实法）

薏苡（五钱）竹叶（三钱）飞滑石（五钱）白蔻仁（一钱五分）连翘（三钱）茯苓块（五钱）白通草（一钱五分）

共为细末，每服五钱，日三服。

【解读】 六十六、湿邪阻滞经脉，出现发热，身体疼痛，多汗，大便泄泻，胸腹部有白㾦等症状，这是体内湿邪与外感湿邪相合致病的缘故。此时单纯辛散发表或单纯苦寒泻里热，都属治疗禁忌，当用辛凉淡渗的方法，以薏苡竹叶散治疗。

上条论述的病证是湿热仅仅阻滞经脉的湿痹，本条所述的病证湿热之邪不仅阻于经脉，而且蕴滞脏腑，所以治疗须另外立法。汗出较多说明体表阳气疏通，身体疼痛为邪郁肌表的表现，体表阳气疏通而表邪不能得解，这肯定是风湿为患。寒邪得汗可以外解，而风属阳邪，不能随汗而解，何况湿邪为性质重浊的阴邪，更难通过出汗而解，所以虽然出汗较多但病邪不能外解。学习医学的人对于有汗而病不解的病证，应当知道其性质不是属风就是属湿，或者是风湿相合致病。大便泄泻，水湿从肠道下泄，小便必然会短少。胸腹部出现白㾦，是风湿之邪郁阻于体表的孙络、毛窍所致。总之，本证是湿邪内留、热邪郁遏的证候，所以治疗用辛凉透解肌表邪热，辛淡渗利在里湿邪，使在表的病邪通过气化从表透散，在里的湿邪从小便而去，这是一种表里双解的巧妙治法，如与下条的病证相互参照，则更加明确。

薏苡竹叶散方（辛凉淡法，也是轻以去实法）

薏苡仁15克淡竹叶9克飞滑石15克豆蔻4.5克连翘9克茯苓块15克白通草4.5克

上药共研为细末，每次服15克，每日3次。

六七、风暑寒湿，杂感混淆，气不主宣，咳嗽头胀，不饥舌白，肢体若废，杏仁薏苡汤主之。

杂感混淆，病非一端，乃以气不主宣四字为扼要。

故以宣气之药为君。既兼雨湿中寒邪，自当变辛凉为辛温。此条应入寒湿类中，列于此者，以其为上条之对待也。

杏仁薏苡汤（苦辛温法）

杏仁（三钱）薏苡（三钱）桂枝（五分）生姜（七分）厚朴（一钱）半夏（一钱五分）防己（一钱五分）白蒺藜（二钱）

水五杯，煮三杯，渣再煮一杯，分温三服。

【解读】 六十七、风、暑、寒、湿4种病邪混杂侵犯人体，肺气不能宣化，出现咳嗽，头胀，不知饥饿，舌苔白，肢体活动不利等症状，可用杏仁薏苡汤治疗。

多种病邪混杂致病，病情必然复杂。然而以肺气不宣为病机关键，因而治疗用宣化气机的药物为主药。由于本病证中兼夹有雨湿寒邪，所以治疗应当将辛凉改为辛温之法。本条内容应列入寒湿条中，之所以放在湿温条中讨论，是为了与上条的内容相互参照。

杏仁薏苡仁汤（苦辛温法）

苦杏仁9克薏苡仁9克桂枝1.5克生姜2.1克厚朴3克半夏4.5克防己4.5克白蒺藜5克

上药用水5杯，煎煮成3杯，药渣再加水煎煮成1怀，分3次趁热服下。

六八、暑湿痹者，加减木防己汤主之。

此治痹之祖方也。风胜则引，引者（吊痛掣痛之类，或上或下，四肢游走作痛，经谓行痹是也）加桂枝、桑叶。湿胜则肿，肿者（土曰敦阜）加滑石、萆薢、苍术。寒胜则痛，痛者加防己、桂枝、姜黄、海桐皮。面赤口涎自出者（《灵枢》谓：胃热则廉泉开），重加石膏、知母。绝无汗者，加羌活、苍术。汗多者加黄芪、炙甘草。兼痰饮者，加半夏、厚朴、广皮。因不能备载全文，故以祖方加减如此，聊示门径而已。

加减木防己汤（辛温辛凉复法）

防己（六钱）桂枝（三钱）石膏（六钱）杏仁（四钱）滑石（四钱）白通草（二钱）薏仁（三钱）

水八杯，煮取三杯，分温三服。见小效不即退者，加重服，日三夜一。

【解读】 六十八、由于感受暑湿之邪形成的痹证，可用加减木防己汤治疗。

这是治疗痹证的基本方。风气较甚可致四肢拘挛，即所谓"风胜则引"（引是指肢体吊痛、掣痛等，或在上部或在下部，四肢游走作痛，即《内经》所说的行痹），可加重桂枝的用量，并加入桑叶。湿气较甚可致病处肿胀，即"湿胜则肿"（湿邪属土，湿胜称为敦阜），可加重滑石用量，并加入草薢、苍术。寒气较甚可致疼痛，即所谓"寒胜则痛"，应加重防己、桂枝的用量，并加入姜黄、海桐皮。面红、流涎说明胃热较甚，（《灵枢》中说："胃有热则廉泉开而涎出"），可重用石膏，并加入知母。全身无汗的，可加入羌活、苍术。汗出较多可加入黄芪、炙甘草。兼有痰饮可加入半夏、厚朴、广皮。因为不能把治疗痹证的全部内容记载于此，所以用其基本方进行加减以反映治疗痹证的基本大法。

加减木防己汤（辛温辛凉复法）

防己18克桂枝9克石膏18克苦杏仁12克滑石12克

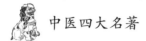

白通草6克薏苡仁9克

上药用水8杯，煎煮成3杯，分5次趁热服。若药后有一些效果而没有完全止痛者，可以加重用量再服，日间服3次，夜间服1次。

六九、湿热不解，久酿成疸，古有成法，不及备载，聊列数则，以备规矩（下疟、痢等证仿此）。

本论之作，原补前人之未备，已有成法可循者，安能尽录。因横列四时杂感，不能不列湿温，连类而及，又不能不列黄疸、疟、痢，不过略标法则而已。按湿温门中，其证最多，其方最伙。盖土居中位，秽浊所归，四方皆至，悉可兼证，故错综参伍，无穷极也。即以黄疸一证而言，《金匮》有辨证三十五条，出治一十二方，先审黄之必发不发，在于小便之利与不利；疸之易治难治，在于口之渴与不渴；再察瘀热入胃之因，或因外并，或因内发，或因食谷，或固酗酒，或因劳色，有随经蓄血，入水黄汗；上盛者一身尽热，下郁者小便为难；又有表虚里虚，热除作哕，火劫致黄。知病有不一之因，故治有不紊之法：于是脉弦胁痛，少阳未罢，仍主以和；渴饮水浆，阳明化燥，急当泻热；湿在上，以辛散，以风胜；湿在下，以苦泄，以淡渗；如狂蓄血，势以必攻；汗后溺白，自宜投补；酒客多蕴热，先用清中，加之分利，后必顾其脾阳；女劳有秽浊，始以解毒，继以滑窍，终当峻补真阴；表虚者实卫，里虚者建中；入水火劫，以及治逆变证，各立方论，以为后学津梁。至寒湿在里之治，阳明篇中，惟见一则，不出方论，指人以寒湿中求之。盖脾本畏木而喜风燥，制水而恶寒湿。今阴黄一证，寒湿相搏，譬如卑监之土，须暴风日之阳，纯阴之病，疗以辛热无疑，方虽不出，法已显然。奈丹溪云：不必分五疸，总是如盒酱相似。以为得治黄之扼要，殊不知以之治阳黄，犹嫌其混，以之治阴黄，恶乎可哉！喻嘉言于阴黄一证，竟谓仲景方论亡失，恍若无所循从。惟罗谦甫具有卓识，力辨阴阳，遵仲景寒湿之旨，出茵陈四逆汤之治。塘于阴黄一证，究心有年，悉用罗氏法而化裁之，无不应手取效。间有始即寒湿，从太阳寒水之化，继因其人阳气尚未十分衰败，得燥热药数帖，阳明转燥金之化而为阳证者，即从阳黄例治之。

【解读】 　六十九、湿热之邪在体内久留不能外解，温热酝酿日久则可以形成黄疸。对于黄疸的治疗，古书中已有现成的方法，在此不能全面论述，只能列举几条，作为参考（以下所论述的疟、痢等病证都可参考此例）。

撰写本书的目的就是为了补充前人认识的不足，对于前人已有现成治法可供参考的，怎能全部记载呢？由于本书讨论的是四时感受各种病邪所致疾病的证治，因此必须列入湿温病，而黄疸、疟疾、痢疾等病证性质与其相似，所以连带进行讨论，但只能简略说明其治疗法则。湿温包括的病证种类很多，用方也数量很大。这是因为脾胃属土，位居中焦，各种秽浊之邪都可侵犯脾胃，而且许多病证在其发展过程中出会传至脾胃，从而出现多种兼证，所以湿温病证候错综复杂，难以详尽论述。就以黄疸这一病证来说，《金匮》中有辨治黄疸的条文 35 条，方剂 12 首。对于黄疸的辨证，提出了黄疸是否发生取决于小便是否通利，黄疸容易治疗或难以治疗可观察口渴与否。分析瘀热入胃的原因，有的是外感，有的是内伤，有的是饮食宿滞，有的是嗜酒，有的是房劳过度，有的是由于病邪随经络运行停滞下焦成为蓄血，有的因为出汗后入水沐浴而致汗液发黄，有的由于火热亢盛于上而致全身发热，有的出于病邪郁阻于下而致小便不利，还有的表现为表虚、里虚、热退后呃逆不止、误用艾灸、温针等火劫发汗的方法而形成黄疸。明确了黄疸发生有各种原因，治疗时就可以采取针对性的治法。若见脉象强，胁部疼痛，属少阳病证还未解除，仍然以和解为主要治法；口渴而喜饮水，说明阳明燥热较甚，应当迅速清泄邪热；湿邪偏于上焦，治疗以辛散为主，多用祛风药；湿邪偏于下焦，治疗以苦泄为主，多用淡渗药；神出如狂的蓄血证，必须攻逐瘀热；出汗以后小便由黄色转为清白的，当用补法；嗜酒的人大多内有蕴热，治疗应先清中焦邪热，配合分利湿邪，然后顾护脾胃阳气；房劳过度的多有秽浊之邪，治疗初期应注重解毒，然后用通利下窍的方法，最后则填补真阴；表虚的治疗以固表充实卫气为主；里虚的治疗以扶助中气为主；汗出入水或误用火劫，以及多种治疗不当而变生逆证发黄的，均各有论述和处方，作为学医者的准绳。

对于寒温入里的治法，仅在阳明篇中记有一例，但没有方剂，这是提示人们应当在寒湿类病证中寻找治法。脾土的性质是畏肝木克伐，喜风性干燥，能运化水湿，但厌恶寒湿困阻。现在所说的阴黄病证，由寒湿相互搏结所致，就像泥土中湿气过盛，必须风吹日晒才能干燥一样，对于脾土被寒湿困阻的纯阴之证，也必须用辛热的药物治疗，虽然没有具体的处方，但治疗大法是显而易见的。可是，朱丹溪认为治疗时不必区分 5 种黄疸，因为其形成与酝酿制酱的道理相似，这似乎是治疗黄疸的概要之论，却不知道如果按此方法去治疗阳黄，尚且嫌过于笼统含糊，如果再以此法去治疗阴黄，那是万万不可的。对于阴黄病证的治疗，喻嘉言竟然认为张仲景的论述和处方均已失传，似乎也无所遵循了。只有罗谦甫独具高明的见识，强调要明辨黄疸之阴黄、阳黄，并根据张仲景所述阴黄属寒湿的宗旨，提出用茵陈四逆汤治疗。我对于阴黄病证研究多年，治疗全用罗氏的方法加减变化，没有不很快取得效果的。偶尔有患者为太阳经寒水致病，开始患病就属寒湿性质，但因其阳气尚未衰败，在没用了几帖温燥药组成的方剂后寒湿按阳明燥金之性而发生转化，继而成为湿热性质的阳证，这时就应当按阳黄来治疗了。

七十、夏秋疸病，湿热气蒸，外干时令，内蕴水谷，必以宣通气分为要，失治则为肿胀。由黄疸而肿胀者，苦辛淡法，二金汤主之。

此揭疸病之由，与治疸之法，失治之变，又因变制方之法也。

二金汤方（苦辛淡法）

鸡内金（五钱）海金沙（五钱）厚朴（三钱）大腹皮（三钱）猪苓（三钱）白通草（二钱）

水八杯，煮取三杯，分三次温服。

【解读】 七十、夏秋季节发生的黄疸病，多由湿热之邪蕴蒸引起。在外感受了时令湿热之邪的侵袭，在内脾胃不能运化水谷而酿生湿热。所以治疗必须以宣通气分为

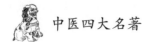

重点，如果治疗不当就可能导致肿胀。如果是由黄疸而转变成的肿胀病证，应治以苦辛淡法，可用二金汤。

本条处方指出了黄疸的病因、治疗大法，以及治疗不当的变证，并制定了变证的治法。

二金汤方（苦辛淡法）

鸡内金 15 克海金沙 15 克厚朴 9 克大腹皮 9 克猪苓 9 克白通草 6 克

上述药品用水 8 杯，煎煮成 3 杯水，一天分 3 次温服。

七一、诸黄疸小便短者，茵陈五苓散主之。

沈氏目南云：此黄疸气分实证通治之方也。胃为水谷之海，营卫之源，风入胃家气分，风湿相蒸，是为阳黄；湿热流于膀胱，气郁不化，则小便不利，当用五苓散宣通表里之邪，茵陈开郁而清湿热。

茵陈五苓散（五苓散方见前。五苓散系苦辛温法，今茵陈倍五苓，乃苦辛微寒法。）

茵陈末（十分）五苓散（五分）

共为细末，和匀，每服三钱，日三服。

《金匮》方不及备载，当于本书研究，独采此方者，以其为实证通治之方，备外风内湿一则也。

【解读】 七十一、各种黄疸出现小便短少症状的，可用茵陈五苓散治疗。

沈目南说：这是黄疸气分病变实证都可运用的治疗方法。胃为水谷之海，是营气、卫气的源泉，如风邪进入胃的气分，风邪与湿邪相互蕴蒸，则形成阳黄；如湿热之邪下流膀胱，造成气机郁滞而气化失常，则小便不利。治疗当以五苓散宣通表里的病邪，茵陈升发郁滞而清化湿热。

茵陈五苓散（五苓散处方见前，五苓散是苦辛温法，现茵陈的用量为五苓散的 1 倍，所以是苦辛微寒法）

茵陈末 10 份五苓散 5 份

上述药品一起研成细末，拌和均匀，每次服用 9 克，一天服用 3 次。

《金匮》中治疗黄疸的方剂不一一列举，应当对该书进行研究，这里只摘录茵陈五苓散，因为它是治疗实证黄疸的通用方，既可治外风，又可祛内湿。

七二、黄疸脉沉，中痞恶心，便结溺赤，病属三焦里证，杏仁石膏汤主之。

前条两解表里，此条统治三焦，有一纵一横之义。杏仁、石膏开上焦，姜、半开中焦，枳实则由中驱下矣，山栀通行三焦，黄柏直清下焦。凡通宣三焦之方，皆扼重上焦，以上焦为病之始入，且为气化之先，虽统宣三焦之方，而汤则名杏仁石膏也。

杏仁石膏汤方（苦辛寒法）

杏仁（五钱）石膏（八钱）半夏（五钱）山栀（三钱）黄柏（三钱）枳实汁（每次三茶匙，冲）姜汁（每次三茶匙，冲）

水八杯，煮取三杯，分三次服。

【解读】 七十二、黄疸病证，出现脉象沉，脘腹痞满，恶心，大便秘结，小便黄赤，这是湿热充斥三焦的症状，可以用杏仁石膏汤治疗。

前两条是采用两解表里的治法，此条则是三焦同治

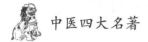
的方法，其论述方式一是从纵的角度，一是从横的角度。方中用苦杏仁、石膏宣散上焦病邪，姜汁、半夏宣通中焦，枳实将中焦病邪驱向下焦，栀子通利三焦，黄柏清泻下焦。大凡宣通三焦的方剂，其均侧重于治疗上焦，这是因为上焦为病邪侵入之处，而且是机体气化的关键，所以本方虽然能宣通上中下三焦，但方名还是以杏仁石膏命名。

杏仁石膏汤方（苦辛寒法）

苦杏仁 15 克石膏 24 克半夏 15 克山栀子 9 克黄柏 9 克枳实汁（每次 3 茶匙，冲饮）姜汁（每次 3 茶匙，冲饮）

将上述药品加入 8 杯水，煎煮成 3 杯，一天分 3 次服用。

七三、素积劳倦，再感湿温，误用发表，身面俱黄，不饥溺赤，连翘赤豆饮煎送保和丸。

前第七十条，由黄而变他病，此则由他病而变黄，亦遥相对待。证系两感，故方用连翘赤豆饮以解其外，保和丸以和其中，俾湿温、劳倦、治逆，一齐解散矣。保和丸苦温而运脾阳，行在里之湿；陈皮、连翘由中达外，其行湿固然矣。兼治劳倦者何？经云：劳者温之。盖人身之动作云为，皆赖阳气为之主张，积劳伤阳。劳倦者，困劳而倦也，倦者，四肢倦怠也。脾主四肢，脾阳伤，则四肢倦而无力也。再肺属金而主气，气者阳也；脾属土而生金，阳气虽分内外，其实特一气之转输耳。劳虽自外而来，外阳既伤，则中阳不能独运，中阳不运，是人之赖食湿以生者，反为食湿所困，脾即困于食湿，安能不失牝马之贞，而上承乾健乎！古人善治劳者，前者有仲景，后则有东垣，均从此处得手。奈之何后世医者，但云劳病，辄用补阴，非惑于丹溪一家之说哉！本论原为外感而设，并不及内伤，兹特因两感而略言之。

连翘赤豆饮方（苦辛微寒法）

连翘（二钱）山栀（一钱）通草（一钱）赤豆（二钱）花粉（一钱）香豆豉（一钱）

煎送保和丸三钱。

保和丸方（苦辛温平法）

山楂神曲茯苓陈皮卜子连翘半夏

【解读】 七十三、患者原来长期过度地劳累，又感受湿热外邪，在治疗时再误用了发表药，导致身体面部皮肤都发黄，同时伴有不知饥饿、小便黄赤等症状，可用连翘赤豆炊煎药液后送服保和丸。

前面第七十条是讨论由黄疸而转变为其他病症，本条则是由其他病证转变为黄疸，二者互相对应可作比较。本条病证的病机有脾胃内伤和外感湿热两个方面，所以治疗以连翘赤小豆饮解外感之湿热，保和丸调和脾胃，化在里之湿，使湿热之邪、劳倦内伤、误治变逆等均能得到解除。保和丸性味苦温能温运脾阳，祛除里湿，陈皮、连翘可使病邪由中达外，祛除湿邪，这是显而易见的，但为什么能治疗劳倦伤脾呢？《内经》指出：劳者温之，这是因为人体的一切行为活动都必须依赖阳气的推动，长期过度劳累必然损伤阳气。所谓劳倦是指因劳累而倦，倦是指四肢倦怠无力，脾主四肢，脾阳受伤则四肢必然倦怠无力。此外，肺属金而主人身之气，气属于阳，脾属土，按五行理论土可生金，阳气虽然有主内和主外的不同，但实际上都是依靠气来传输、转运的。劳累虽然主要损伤外表的阳气，但外阳一伤，在内的阳气也就不能单独温运，中阳不能温运，使原本依靠食物和水为生的人，反而被食物和水湿所困，脾被食物和水湿困阻后，怎能不失去其原有的功能呢？善于治疗劳倦致病的古代医家，前有张仲景，后有李东垣，都是从调理脾胃着手的。无奈后世的医生，一提到劳倦致病马上就用补阴的方法，这不是被朱丹溪的一家之说所迷惑而造成的吗？本来，此书是论述外感病的，并不涉及内伤，现在因为本病证是由内伤兼外感所致，所以附带稍加讨论一番。

连翘赤豆饮方（苦辛微寒法）

连翘6克山栀子3克通草3克赤豆6克天花粉3克香豆豉3克

上述药品煎煮完成后，在服用时还要配合服用保和丸9克。

保和丸方（苦辛温平法）

山楂神曲茯苓陈皮卜子连翘半夏

七四、湿甚为热，疟邪痞结心下，舌白口渴，烦躁自利，初身痛，继则心下亦痛，泻心汤主之。

此疟邪结心下气分之方也。

泻心汤（方法见前）

【解读】 七十四、湿邪郁久化热，发为疟疾，病邪结于心下而致痞满，伴有舌苔白、口渴，烦躁不安，大便泄泻等症状。在初病时患者感觉身体疼痛，接着心下也疼痛，可用泻心汤治疗。

这是治疗疟邪结聚于心下的方法。

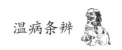

泻心汤（方法见前）

七五、疮家湿疟，忌用发散，苍术白虎汤加草果主之。

《金匮》谓疮家忌汗，发汗则病痓。盖以疮者血脉间病，心主血脉，血脉必虚而热，然后成疮；既成疮以后，疮脓又系血液所化，汗为心液，由血脉而达毛窍，再发汗以伤其心液，不痓何待！故以白虎辛凉重剂，清阳明之热湿，由肺卫而出；加苍术、草果，温散脾中重滞之寒湿，亦由肺卫而出。阳明阳土，清以石膏、知母之辛凉；太阴阴土，温以苍术、草果之苦温；适合其脏腑之宜，矫其一偏之性而已。

苍术白虎汤加草果方（辛凉复苦温法）

即前白虎汤内加苍术，草果。

【解读】　七十五、素有疮病的病人，再患湿邪偏盛的疟疾，切忌用发散的方药，可用苍术白虎汤加草果治疗。

《金匮》中提出患疮病的患者不能用发汗的方法治疗，如误用发汗可导致痓病。这是因为疮病是血脉间的病变，而心主血脉，如果血脉虚而邪热盛则必然会形成疮病。疮病形成后，其脓液又为血液所化生。汗为心液，由血脉外达毛窍，如果此时再用发汗的方法治疗，必然更伤心液，心液损伤严重怎能不发生痓病呢？所以对于本病证的治疗应该用白虎汤辛凉重剂清泄阳明邪热，使湿邪由肺卫透达于外。再加上苍术、草果温散凝滞于脾的寒湿，使其也从肺卫而出。阳明胃属阳土，故用石膏、知母等辛凉药物以清泄，太阴脾属阴土，所以用苍术、

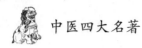

草果等苦温药物来温燥。上述用法符合脏腑的属性，并能矫正病邪的偏胜。

苍术白虎汤加草果方（辛凉复苦温法）

也就是前面提到的白虎汤内加苍术，草果。